Balvinder Sidhu

Energiequelle Ayurveda

Indisches Heilwissen
bei Erschöpfung, Stress
und Burnout

Haben Sie Fragen an die Autorin?
Anregungen zum Buch?
Erfahrungen, die Sie mit anderen teilen möchten?
Nutzen Sie unser Internetforum:
www.mankau-verlag.de

Bibliografische Information der Deutschen Nationalbibliothek
Die Deutsche Nationalbibliothek verzeichnet diese Publikation in der
Deutschen Nationalbibliografie; detaillierte bibliografische Daten sind im
Internet über http://dnb.d-nb.de abrufbar.

Balvinder Sidhu
Energiequelle Ayurveda
Indisches Heilwissen bei Erschöpfung, Stress und Burnout
1. Auflage Mai 2015
ISBN 978-3-86374-205-8

Mankau Verlag GmbH
Postfach 13 22, D – 82413 Murnau a. Staffelsee
Im Netz: www.mankau-verlag.de
Internetforum: www.mankau-verlag.de/forum

Lektorat: Diana Napolitano, Augsburg
Endkorrektorat: Susanne Langer M. A., Traunstein
Umschlag: Andrea Barth, Guter Punkt GmbH & Co. KG, München
Layout Innenteil: Sebastian Herzig, Mankau Verlag GmbH
Energ. Beratung: Gerhard Albustin, Raum & Form, Winhöring
Bilder: tatiana_ti - Fotolia.com (32); psdesign1 - Fotolia.com (42); frenta -
Fotolia.com (51); Jenny Sturm - Fotolia (65); byheaven - Fotolia.com (79);
coldwaterman - Fotolia.com (87); Peter Hermes Furian - Fotolia.com (104);
Grafikstudio Heike Brückner (110–113); rafo - Fotolia.com (149); Privat (153)

Druck: Druckerei C. H. Beck, Nördlingen

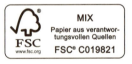

Wichtiger Hinweis des Verlags:
Die Informationen und Ratschläge in diesem Buch sind sorgfältig recher-
chiert und geprüft worden. Dennoch erfolgen alle Angaben ohne Gewähr.
Weder Autorin noch Verlag können für eventuelle Nachteile oder Schäden,
die aus den hier erteilten praktischen Hinweisen resultieren, eine Haftung
übernehmen. Die vorgestellten Hilfestellungen und Therapievorschläge
sollen den Besuch beim entsprechenden Facharzt, Psychologen oder Heil-
praktiker nicht ersetzen, sondern ergänzen.

Inhalt

Vorwort von Balvinder Sidhu 9
Vorwort von Sascha Kriese........................... 11

Einführung: Neue Energie für den Lebensalltag ... 17
Programm in zehn Stufen

Stufe 1: Die Haltung zum Leben 25
Beobachtungen aus Indien und Deutschland

Die Gegenwärtigkeit im indischen Alltag.............. 27
Das Leben verlernt 28
Vertrauen in die eigenen Fähigkeiten 29
Der Mensch als Teil der Natur 30
Tiefer Glaube und Gelassenheit 31
Den eigenen Maßstab finden 33

Stufe 2: Prinzipien des Ayurveda 37
Die wichtigsten Grundlagen der indischen Heilkunst

Körper, Geist und Seele als Einheit 40
Der Mikrokosmos entspricht dem Makrokosmos 40
Alles ist miteinander verbunden 41
Das Prinzip der Eigenverantwortung 42
Alles, was wir brauchen, ist schon da! 43

Stufe 3: Die Verteilung der Lebensenergien 49
Vata, Pitta und Kapha

Das Tridosha-System 50
Der Vata-Typ 52
Der Pitta-Typ 53

INHALT

Der Kapha-Typ 54
Welcher Dosha-Typ sind Sie? 55
Was bedeutet das für Ihre spezifische Stressanfälligkeit? 58

Stufe 4: Bewusstsein schaffen 63
Was wollen Sie ändern?

Eine genaue Bestandsaufnahme 64
Die Wunder-Frage 64
Fragebogen zur Selbsteinschätzung 70
Ihr Ziel-Energielevel 72

Stufe 5: Gesunde Ernährung 75
Unterstützung des »Verdauungsfeuers«

Nahrungsmittel 76
Sechs Geschmacksrichtungen 77
Verdauungsfeuer und Gewürze 77
Die wichtigsten ayurvedischen Gewürze 78
Wasser ist unser Treibstoff 81
Ayurvedische Tipps für eine gesunde Ernährung 82

Stufe 6: Reinigung des Körpers 85
Entgiftung und Entschlackung

Die Lungenreinigung – Kapalabhati 86
Die Zungenreinigung 88
Massage mit Rohseidenhandschuh 89

Stufe 7: Reinigung der Seele 93
Befreien Sie sich von Ballast!

Reinigen Sie Ihren Geist 94
Übung zur Reinigung der Seele 95
Übung zur Nacht 96

Stufe 8: Achtsamkeit im Alltag 99
Das beste Mittel gegen Stress und Erschöpfung

Im Hier und Jetzt sein 100
Mit Geist und Seele bei einer Sache sein 100
Das wahre Selbst 100
Yoga und Meditation 102
Die Energiezentren unseres Körpers 103
Der Sonnengruß 109

Stufe 9: Die Energieprogramme 115
Individuelle Kraftquellen für die drei Doshas

Ihr persönliches Energieprogramm 116
Entschlackungsprogramm 117
Was brauchen Sie für die Entschlackungstage? 118
Die Vorgehensweise 120
Die Rezepte für das Entschlackungsprogramm 125
Individuelles Programm für das Vata-Dosha 131
Individuelles Programm für das Pitta-Dosha 136
Individuelles Programm für das Kapha-Dosha 141

Stufe 10: Die Essenz des Ayurveda 147
Nimm Dir Zeit für das Wesentliche!

Persönliche Danksagung 152
Zur Autorin 153
Literaturempfehlungen 154
Stichwortregister 156

*Für meinen Mann
und meine Kinder
Sarah und Vanessa*

Vorwort von Balvinder Sidhu

Liebe Leserinnen und liebe Leser,
in meiner beruflichen Praxis begegnen mir häufig Menschen, die über Erschöpfung, Überforderung, Energielosigkeit oder Burnout klagen.

Warum geraten manche Menschen immer wieder in eine solche Kraftlosigkeit, während andere, die vielleicht ein vergleichsweise größeres Arbeitspensum bewältigen, sich offenbar dauerhaft in einem energetisch ausgeglichenen Zustand befinden, ja sogar noch einen Energieüberschuss zu haben scheinen?

VORWORT VON BALVINDER SIDHU

Wenn Sie, verehrte Leserin, verehrter Leser, den Zustand der energetischen Leere kennen und nach Möglichkeiten suchen, Ihr eigenes Kraftpotenzial wiederzufinden, dann halten Sie genau das richtige Buch in der Hand. Das über 5.000 Jahre alte Wissen der Veden zeigt Ihnen neue, facettenreiche und effektive Wege auf, auf denen Sie wieder zu Ihrer Energie zurückfinden und diese langfristig auch behalten können.

Körper, Geist und Seele als Einheit – das ist die essenzielle Substanz der ayurvedischen Ansätze. Sie werden spüren, dass sich in Ihrem Leben Lebensfreude, Initiative, Kreativität und Wohlbefinden wieder einstellen.

Das Schöne an der Herangehensweise des Ayurveda ist, dass Sie selbst zum Gestalter und Macher Ihrer positiven Lebensqualität werden und aus dem Vollen schöpfen können. Die indische Lehre unterstützt Sie, aus einer passiven in die aktive Rolle zu wechseln. Freuen Sie sich in diesem Buch auf individuelle Beratung gemäß Ihrer eigenen Konstitution. Der ganzheitliche Ansatz umfasst dabei ein Betrachten bzw. Modifizieren Ihrer Lebensgewohnheiten. Entschlackung und Reinigung des Körpers auf körperlicher und geistiger Ebene, mentale Stärkung durch Yoga und Meditationsübungen, typengerechte Ernährungs- und Energieprogramme, die sich leicht in den Alltag integrieren lassen.

Ich freue mich, wenn mein Buch Sie inspiriert und motiviert, den Weg zu Ihrem persönlichen Kraftpotenzial zurückzufinden.

Ihre Balvinder Sidhu
Augsburg, Mai 2015

Vorwort von Sascha Kriese

Liebe Leserinnen und liebe Leser,

das Buch, welches Sie gerade in den Händen halten, ist ein Glücksfall unter den vielen bis heute erschienenen Ayurveda-Publikationen und im wahrsten Sinn des Wortes hervorragend. Den Grund hierfür sehe ich zum einen darin, dass die Autorin es versteht, ayurvedische Weisheiten leicht verständlich, lebensnah und in ihrer Essenz zu vermitteln, anstatt sich in endlosen Details der Ayurveda-Theorie zu verlieren, die eigentlich nur für Ayurveda-Profis relevant sind. Zum anderen vermag es Balvinder Sidhu, in ihrem Buch sowohl die tieferen Ursachen für Energielosigkeit klar zu benennen, als auch praktische und einfache umsetzbare Möglichkeiten aufzuzeigen, mit deren Hilfe Menschen ihre Energie reaktivieren und wieder in einen kraftvollen, kreativen Fluss bringen können.

Der Energieerhaltungssatz in der Physik besagt, dass die in einem geschlossenen System vorhandene Energie immer konstant ist. Das bedeutet, Energie kann zwar umgewandelt, jedoch weder erzeugt noch verbraucht werden. Wenn Energie also nachweisbar nicht verloren gehen kann, wie ist es dann möglich, dass Menschen einen Energieverlust empfinden? Die Physik erklärt diesen Umstand damit, dass Menschen keine in sich geschlossenen Systeme sind. Daher finden Wechselwirkungen mit der Umwelt statt, bei denen es nicht zu einem Verlust, sondern zu einem Austausch von Energie kommt.

Laut Ayurveda ist der gesamte Kosmos eine untrennbare energetische Einheit. Demnach sind wir, trotz unserer scheinbaren Separiertheit und Individualität, im Grunde alle EINS – oder physikalisch ausgedrückt: ein in sich geschlossenes System mit konstanter Energie. Wenn dem so ist, wohin also »entschwindet« unsere Energie, wenn wir uns ausgepowert fühlen und die inneren Batterien nicht nachladen können? Die Antwort ist, wie die meisten Erläuterungen im Ayurveda, relativ einfach: Unser Energiepotenzial ist weiterhin vorhanden; wir haben lediglich keinen Zugang dazu.

Um das zu erklären, verweist der Ayurveda-Meister *Baba Ramdas Swami* auf eine universelle Gesetzmäßigkeit: Energie folgt Fokus. Dies lässt sich am Beispiel Licht gut veranschaulichen: das Licht einer Glühbirne streut in fast alle Richtungen und kann somit einen Raum erhellen. Was dieses Licht aufgrund seiner Streuung allerdings nicht vermag, ist zum Beispiel Papier zu schneiden. Zwar ist das Potenzial dazu in

VORWORT VON SASCHA KRIESE

der Lichtenergie vorhanden, aber um nicht nur leeren Raum, sondern auch Material durchdringen zu können, muss das Licht zu einem Laserstrahl gebündelt bzw. fokussiert werden – erst dann hat es die notwendige Power. Das Licht muss dazu seine essenzielle Natur in keiner Weise verändern, sondern diese lediglich fokussierter erscheinen lassen.

Empfundene Energielosigkeit resultiert also aus einem Mangel an Fokus. Dieser wiederum kann nur entstehen, wenn ein Fokusobjekt fehlt, denn ohne konkreten Zielpunkt kann auch kein Fokus gesetzt werden. Auf unser Leben bezogen bedeutet dies Folgendes: Wenn wir kein Ziel haben, welches wir fokussiert anvisieren, besteht auch kein Zugang zu unserem Energiepotenzial und wir erfahren uns somit als energielos. Erst wenn wir unseren Fokus, das heißt unser zielgerichtetes Interesse, auf eine klare Vision bzw. einen Wunsch oder Traum setzen, steht uns die für die Erreichung unseres Zieles notwendige Aktionsenergie zur Verfügung. Das universelle Gesetz lautet also folgendermaßen:

Vision + Fokus → Energie

Viele Menschen unterliegen dem Irrtum, dass sie erst ausreichend Energie herstellen müssen, bevor sie sich ihren Visionen und Zielen widmen können. Das Leben funktioniert aber genau andersrum: Wer ein konkretes Ziel mit Leidenschaft und Enthusiasmus verfolgt, braucht sich um die dafür notwendige Energie keine Sorgen zu machen, denn diese wird entsprechend bereitgestellt. Die Verantwortung hierfür übernimmt das Universum, und es ist unerheblich, ob es sich dabei um kreative, finanzielle, gesundheitliche oder irgendeine andere Form von Energie handelt. Die Verantwortung des einzelnen Menschen besteht eigentlich nur darin, persönliche Ziele, Wünsche und Träume nie aus den Augen zu verlieren – nicht mehr und nicht weniger. Wer diese Sichtweise des Ayurveda bewusst verinnerlicht und ins eigene Leben integriert, wird sich unterstützt, motiviert und energiegeladen erfahren.

Nun gibt es allerdings auch die Situation, dass Menschen ihre Ziele klar im Fokus haben und, obwohl sie scheinbar alles für deren Umsetzung tun, ihnen trotzdem keine Energie zur Verfügung steht. Ayurveda sieht die Ursache hierfür in Blockaden, die den kreativen Energiefluss in einem Individuum stoppen. Diese Hindernisse können externer Natur sein, wie zum Beispiel ungünstige Einflüsse der Umgebung oder des Wohnraums, sowie auch im Inneren einer Person auftreten: physische, mentale und emotionale Blockierungen. Um diese zu identifizieren und erfolgreich zu beseitigen, gibt es im Ayurveda eine schier unüberschaubare Anzahl an Maßnahmen und Interventionsmöglichkeiten, von denen die grundlegendsten wie Ernährung, Meditation, Behandlungen, körperliche Übungen und Reinigungsprozesse im vorliegenden Buch angesprochen werden.

Balvinder Sidhu geht aber bewusst über die traditionsgemäße Erklärung dieser weithin bekannten Methoden ayurvedischen Gesundheitsmanagements hinaus und verweist auf einen tief liegenderen Lösungsansatz im Ayurveda, nämlich die essenzielle Wichtigkeit, ein klares inneres Bewusstsein für die eigenen Wünsche, Träume und Ziele zu erlangen und lebenslang zu bewahren. Die Autorin hat diese Weisheit schon zu einem Kernpunkt ihres sehr empfehlenswerten *Ayurveda Glücksbuchs* gemacht und geht in ihrem aktuellen Werk *Energiequelle Ayurveda* noch einen Schritt weiter, indem sie verdeutlicht, dass Gesundheit kein Lebensziel an sich darstellt, sondern nur die energetische Voraussetzung ist, seine höchsten Ziele zu erreichen und sich die tiefsten Wünsche zu erfüllen.

Lassen Sie sich von diesem Buch inspirieren, Ihren Träumen wieder gebührenden Raum zu geben und alles aus dem Weg zu räumen, was deren Verwirklichung behindern könnte. Erlauben Sie sich, wie ein Kind darüber zu staunen, dass mit zunehmender Klarheit und wachsendem Fokus alle Energien, die Sie zur Erreichung Ihrer Ziele benötigen, wie von selbst in Ihnen aktiviert werden und im Außen zur Verfügung stehen. Und genießen Sie dann in vollen Zügen die größte Genugtuung, die Ihnen das Leben bieten kann: erfüllt und glücklich zu sein. Viel Freude beim Lesen!

Sascha Kriese, Ayurveda-Spezialist
Brighton, Mai 2015

Einführung

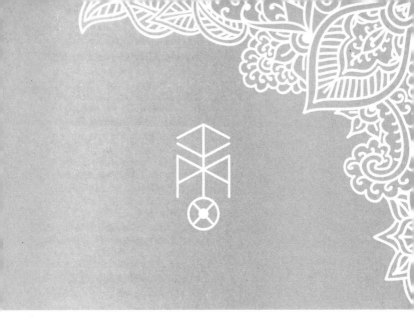

Neue Energie für den Lebensalltag

Programm in zehn Stufen

> »*Lerne den Augenblick zu ergreifen! Sammle deinen Geist dort, wo du bist, mit einem für den Augenblick geschärften Bewusstsein.*«
> Drukpa Rinpoche

Kaum ein Tag, an dem das Wort *Burnout* nicht in den Medien präsent ist. Ausgebranntsein scheint sich zu einem Lebensgefühl entwickelt zu haben. Studien wie die Untersuchung zur Arbeitsunfähigkeit der Bundes-Psychotherapeuten-Kammer (BPtK) belegen die rasante Zunahme von Burnout-Diagnosen. Die BPtK hat in ihrer Studie aus dem Jahr 2012 Angaben der großen gesetzlichen Krankenkassen zu Arbeitsunfähigkeit, psychischen Erkrankungen und Burnout ausgewertet.

Dabei zeigt sich, dass die Anzahl der Krankschreibungen aufgrund eines Burnouts seit 2004 um 700 %, die Anzahl der betrieblichen Fehltage sogar um fast 1.400 % gestiegen ist. Vielleicht haben auch Sie in Ihrem Umfeld Bekannte, die von einem Burnout betroffen sind oder leiden selbst unter dem Gefühl der kompletten Erschöpfung, Schwäche und Energielosigkeit.

Was sind die Gründe für die rasante Zunahme dieser Symptome?

Stress

Wagen Sie einmal morgens, wenn Sie ins Büro fahren oder die Kinder in den Kindergarten bringen, einen Blick nach links oder rechts – man sieht meist freudlose Mienen. Menschen, die in ihr Smartphone oder ihre Zeitung starren. Gestresste, die von A nach B wollen und versuchen, die Zeit dazwischen sinnvoll zu nutzen.

Stress ist einer der wichtigste Gründe für die Erschöpfung unserer Zeit. Im von der Bundesanstalt für Arbeitsschutz und Arbeitsmedizin veröffentlichten »Stressreport Deutschland 2012« gibt über die Hälfte der Befragten an, dass sie unter starkem Termin- und Leistungsdruck steht. Multitasking führt dabei die Liste der häufigen Arbeitsanforderungen an. Die Auswirkungen auf unsere Gesundheit dürfen nicht unterschätzt werden.

Nicht mehr abschalten können
Die gleichen Menschen, die schon im Job, als Mutter/Vater oder in einer anderen Rolle im Alltag auf Hochtouren laufen, sitzen später in der U-Bahn oder im Auto und lassen sich schon wieder berieseln von den Schreckensmeldungen aus aller Welt oder pausenloser Musik. Oder sie bereiten im Geist schon die Aufgaben für morgen vor. Abends wird dann noch der Wocheneinkauf erledigt, oder sie rennen sie auf dem Laufband im Fitnessstudio wie tagsüber im Karriere-Hamsterrad, ohne dabei wirklich entspannen zu können.

Dass viele von uns heute nicht mehr abschalten können, ist ein Problem, das gar nicht überschätzt werden kann. Es sind so weniger die hohen Anforderungen im Alltag an sich, sondern der Umgang damit, der uns krank macht.

Existenzängste und Unsicherheit

Obwohl wir heute in einer objektiv sichereren Zeit als die älteren Generationen leben, was Krankheiten, Kriege und wirtschaftliche Not betrifft, nehmen Unsicherheit und Existenzängste zu. In der Folge werden die Menschen oft noch aktiver, arbeiten bis zum Umfallen und begeben sich damit in einen Kreislauf, der sie aus dem Gleichgewicht bringt. Sie verbrauchen dauerhaft mehr Energie, als sie gewinnen, und werden so immer erschöpfter.

Wir haben vergessen, was uns guttut!
Dabei ist unser Lebensstandard heute sehr gut! Wir haben bessere Arbeitsbedingungen, vielfältigere Freizeitmöglichkeiten und größere Häuser als unsere Mütter und Väter. Aber es scheint, dass die zu große Konzentration auf die äußere Welt,

ihre starken Reize und Herausforderungen, den Blick nach innen verstellt hat. So wissen viele von uns gar nicht mehr, was ihnen eigentlich guttut.

Ein gutes Beispiel ist die Ernährung: Wir haben eine große Auswahl an qualitativ hochwertigen Lebensmitteln aus allen Ländern der Welt. Sehr viele Menschen versuchen, sich gesund zu ernähren, folgen den Tipps von Ratgebern, machen eine Diät nach der anderen, orientieren sich an diesem oder jenem Modell. Trotzdem gibt ihnen die Nahrung, die sie aufnehmen, oft keine Energie. Sie fühlen sich saft- und kraftlos.

Der ganzheitliche ayurvedische Ansatz

Menschen, die sich dauernd energielos fühlen, sind aus schulmedizinischer Sicht oft völlig gesund. Burnout wird von der Weltgesundheitsorganisation nach wie vor nicht als Krankheit anerkannt. Immer mehr Menschen im Westen erkranken also an einer Krankheit, die gar keine ist!

Tatsächlich können nur mit einem ganzheitlichen Ansatz, der die drei Ebenen Körper, Geist und Seele miteinbezieht, die verschiedenen Ursachen der chronischen Müdigkeit – wie Stress, Ängste, Überreizung, falsche Ernährung und fehlende Entspannung – erfasst werden. Ein solches ganzheitliches Konzept bietet Ayurveda, eine der ältesten Heilslehren der Welt. Es beruht auf der Annahme, dass Gesundheit und Glück im Gleichgewicht von Körper, Geist und Seele liegen.

Ungleichgewicht der Lebensenergien

Aus ayurvedischer Sicht besteht die Ursache von Erschöpfung und Energielosigkeit in einem Ungleichgewicht der drei Lebensenergien. Diese sind bei jedem Menschen in individueller Verteilung vorhanden und verleihen ihm so seine Konstitution. Ziel muss es also sein, die Lebensenergien wieder ins Lot zu bringen bzw. präventiv zu verhindern, dass sie aus dem Ungleichgewicht geraten.

Freude, Leichtigkeit und Energie
Ayurveda bietet individuelle Lösungen, mit denen Sie (wieder) Freude, Leichtigkeit und Energie in Ihr Leben integrieren können. Sie werden feststellen: Das jahrtausendealte Wissen ist hochaktuell und bietet dort Erklärungen, wo die westliche Medizin an Grenzen stößt. Fast alle modernen Therapien und Ansätze bedienen sich der Elemente aus dem Ayurveda.

Lassen Sie sich inspirieren und übernehmen Sie das Richtige und Wichtige für sich. Sie wissen, was für Sie am besten ist, was Ihnen guttut. Dieses intuitive Wissen ist oft verschüttet. Das vorliegende Buch soll Ihnen dabei helfen, wieder damit in Kontakt zu kommen.

Ayurvedische Wege als Energiequelle

Mit leicht erlernbaren Meditations- und Yogaübungen können Sie neue Lebensenergie für den Alltag schöpfen. Auch Stoffwechsel und Ernährung sind in der ayurvedischen Wissenschaft von enormer Bedeutung für die Gesundheit. Nicht jedem Menschen tun die gleichen Lebensmittel gut, selbst wenn diese allgemein als »gesund« gelten.

Vorbeugen ist besser als heilen!
Je nach Ihrer Konstitution, Ihrer Verteilung der Lebensenergien sind unterschiedliche Nahrungsmittel besonders gut für Sie geeignet. Wenn Sie einige, einfach zu befolgende ayurvedische Regeln in Ihre Ernährungs- und Lebensgewohnheiten integrieren, werden Sie feststellen, dass Sie sich bald wacher und kraftvoller fühlen.

Die indische Heilslehre bietet wirksame Methoden, Körper, Geist und Seele aufzubauen, das Energie-Gleichgewicht wiederherzustellen und so dauerhaft ein Leben mit Freude, Energie und Wohlgefühl zu führen. Nutzen Sie sie!

Was Sie in diesem Buch erwartet:

Stufe 1: Die Haltung zum Leben
Sie erfahren, wie sich der Alltag in Indien von unserem unterscheidet – und was wir daraus lernen können.

Stufe 2: Prinzipien des Ayurveda
Sie lernen die wichtigsten Grundlagen der indischen Heilkunst kennen.

Stufe 3: Die Verteilung der Lebensenergien
Mit der Einteilung der Menschen in drei verschiedene Energietypen – Vata, Pitta und Kapha – bietet Ayurveda ein für jeden nachvollziehbares System, um zu einem individuellen, gesunden Umgang mit Stress zu gelangen.

Stufe 4: Bewusstsein schaffen
Was wollen Sie ändern? Sie ermitteln Ihren aktuellen Energie-Zustand und setzen sich ein Energie-Ziel.

AYURVEDISCHE WEGE ALS ENERGIEQUELLE

Stufe 5: Gesunde Ernährung
Ernährung, Stoffwechsel und das Verdauungsfeuer Agni sind in der ayurvedischen Wissenschaft von enormer Bedeutung für die Gesundheit. Tipps für mehr Energie im Alltag.

Stufe 6: Reinigung des Körpers
Ayurveda legt großen Wert auf Entgiftung und Entschlackung. Sie erfahren, wie Sie Ihren Körper von Schadstoffen reinigen und so wacher und energievoller werden.

Stufe 7: Reinigung der Seele
Unterdrückte Gefühle und Gedankenkarusselle kosten viel Energie. So befreien Sie Geist und Seele von Ballast.

Stufe 8: Achtsamkeit im Alltag
Sie erfahren, warum Achtsamkeit das beste Mittel gegen Stress und Erschöpfung ist und wie Sie sie in Ihr tägliches Leben integrieren.

Stufe 9: Die Energieprogramme
Stellen Sie gemäß Ihrer Dosha-Konstitution ein individuelles Energieprogramm zusammen, bestehend aus Entschlackungstagen, Rezepten, Bewegungs- und Entspannungstipps.

Stufe 10: Die Essenz des Ayurveda
Ein Schlusswort zur Essenz der ayurvedischen Lehre: Nimm Dir Zeit für das Wesentliche!

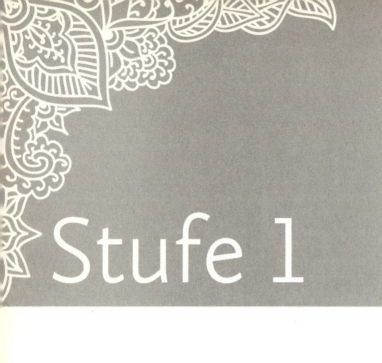

Die Haltung zum Leben

Beobachtungen aus Indien und Deutschland

> »Ein junger Mönch fragte den Meister: Wie kann ich mich nur befreien? Der Meister antwortete: Wer hat dich nur versklavt?«
>
> Aus der Advaita-Lehre

In der Ayurveda-Beratung führe ich normalerweise zunächst eine Pulsdiagnose durch. Häufig bin ich sehr erstaunt: Da sitzen Menschen, die äußerlich sehr ruhig wirken, emotional ausgeglichen, im Job sind sie oft sehr erfolgreich. Viele treiben Sport, haben Entspannungsseminare besucht und scheinen mit sich selbst im Gleichgewicht zu sein. Ihr Puls verrät mir dann allerdings etwas ganz anderes über sie: Häufig sind sie innerlich sehr nervös, kommen überhaupt nicht mehr zur Ruhe und sind sehr unzufrieden. Dabei haben sie doch eigentlich alle Möglichkeiten – oder ist womöglich genau das das Problem?

Ich möchte Ihnen in diesem Kapitel von einigen Beobachtungen erzählen, die ich in Deutschland und im Vergleich dazu in Indien, dem Heimatland des Ayurveda, gemacht habe. Sicher kommt Ihnen vieles bekannt vor, wenn Sie auch selbst schon mal in Asien waren. Meine Kindheit in Indien hat mich stark geprägt. Nach über 30 Jahren in Deutschland, ist hier meine Heimat. Es gibt vieles, was ich an diesem Land liebe und schätze, etwa die Pünktlichkeit, die ich als starke Wertschätzung des Gegenübers empfinde.

Den Alltag bereichern
Es gibt viele Bereiche, in denen Indien und andere asiatische Länder von Europa profitieren können. Aber auch wir können von vielem aus Asien lernen, unsere Gesellschaft und unseren Alltag damit bereichern. Zum Beispiel mit der Haltung zum Leben, die viele Inder auszeichnet und die sich täglich in vielen Details zeigt. Sie ist stark von der ayurvedischen Philosophie geprägt.

Ich bin in Indien in einer »Sikh«-Familie aufgewachsen, die sich seit Generationen mit der ayurvedischen Heilslehre befasst. Obwohl die grundsätzlichen Rahmenbedingungen des Lebens sicher nicht besser sind als in Deutschland, scheinen viele Inder mit einer größeren Selbstverständlichkeit und Leichtigkeit durch das Leben zu gehen.

Die Gegenwärtigkeit im indischen Alltag

Die Gegenwärtigkeit im Moment ist im indischen Alltag zutiefst verwurzelt. Sie führt in der Konsequenz zu Leichtigkeit, weil sie sich weder über die Vergangenheit grämt, noch über die Zukunft sorgt.

Wenn Sie selbst schon mal nach Indien oder in ein anderes asiatisches Land gereist sind, haben Sie sicher ähnliche Erfahrungen gemacht: Häufig habe ich in Indien fasziniert beobachtet, wie Frauen zum Fluss gingen, um Wäsche zu waschen, wie Männer ihre Kuh über die Straße führten, die Menschen sich im Café unterhielten, Tee kochten, also ganz normalen alltäglichen Dingen nachgingen und dabei vollkommen im Moment, in ihrer Tätigkeit aufgingen.

Sicher wissen Sie, was ich meine: Man sieht es und man spürt es, wenn ein Mensch vollkommen bei der Sache ist. Die Glücksforschung nennt diesen Zustand »Flow«. Die Gedanken kommen zur Ruhe, man ist ganz im Hier und Jetzt, fühlt sich zufrieden und glücklich.

Im vedischen Sinn ist in solchen Situationen die Harmonie von Körper, Geist, Seele und Universum vollkommen. Die meisten von uns müssen es in ihrem Leben erst lernen, einen solchen »Flow« zu erreichen. In Indien kann man ihn jeden Tag im Alltag beobachten. Die Menschen tun die Dinge – und zwar eins nach dem anderen, in voller Konzentration.

Sich auf eine Sache wirklich einlassen
In Deutschland habe ich diese Gegenwärtigkeit vor allem bei künstlerischen, kreativen Menschen beobachtet, die in ihrem Talent völlig aufgehen, aber sehr selten im Alltag. Vielleicht haben wir die Fähigkeit verloren, uns auf eine Sache wirklich einzulassen, ganz in diesem einen Moment

zu sein, der niemals wiederkehrt. Und es ist kein Wunder: Schon Kinder sind der Flut der Medien ausgesetzt. Weil sie nie wirklich bei sich selbst sind, sind sie von jedem äußeren Reiz ablenkbar. Aus dieser starken Orientierung am Äußeren resultieren Krankheitsbilder wie das Aufmerksamkeitsdefizitsyndrom oder die Hyperaktivität.

Jahrzehntelang wurde es als Zeichen besonderer Effektivität und Kompetenz angesehen, mehrere Dinge gleichzeitig zu tun, und es wurde daher von Arbeitgebern gefördert und gefordert. Mittlerweile hat die moderne Hirnforschung längst gezeigt, dass sich Multitasking abträglich auf die Leistungsfähigkeit auswirkt. Ganz abgesehen von den negativen Effekten auf Geist und Seele.

Das Leben verlernt

Man muss sich alles erarbeiten – auch Glück, Erfolg und Liebe. Das Prinzip der westlichen Leistungsgesellschaften führt zu einem ständigen Machen, Tun und Suchen. Der Fokus liegt auf Anspannung, Anstrengung und Arbeit. Viele Kinder haben einen vollen Terminkalender, weil ihre Eltern sie optimal fördern wollen.

Hirnforscher wie *Gerald Hüther* halten dagegen, dass Langeweile für die Entwicklung des Gehirns weit wichtiger ist, als Frühförderung. Denn durch das Nichtstun entsteht ein Freiraum, in dem Kreativität und Neues entstehen können. Wer nicht mehr zur Ruhe kommen kann, fühlt sich über kurz oder lang vollkommen erschöpft – selbst wenn das Arbeitspensum vielleicht gar nicht so groß ist. Und nur durch den regelmäßigen Wechsel von Anspannung und Entspannung, wie er etwa im Yoga gelehrt wird, kann die Gesundheit erhalten bleiben.

Perfektionismus
Statt in der Freizeit einmal wirklich nichts zu tun, verstricken wir uns in ein Netz aus Aktivitäten und legen einen Perfektionismus an den Tag, der uns nicht entspannen lässt. So können auch Methoden, die aus Indien kommen, und ausgleichend auf Körper, Geist und Seele wirken sollen, nicht mehr wirken. Jeder Lehrer, der Yoga im Sinn der indischen Weisen lehrt, wird seinen Schülern vermitteln, dass dieser wichtige Zweig des Ayurveda sich nicht in der perfekten Ausübung der Asanas (Körperübungen) erschöpft, sondern dass im Gegenteil Loslassen und Vertrauen zentrale Lehren des Yoga sind. Sollten die Grundprinzipien unseres Lebens nicht Freude und Glück sein? Dann haben wir das Leben gründlich verlernt.

Vertrauen in die eigenen Fähigkeiten

Neben der Gegenwärtigkeit ist eines der größten Geschenke meiner Kindheit in Indien tiefes Vertrauen in die eigenen Fähigkeiten. Ich möchte Ihnen dazu eine kleine Geschichte erzählen: Als ich etwa vier Jahre alt war, schenkte mir mein Vater ein Fahrrad und sagte: »Das ist für dich, fahre damit, du kannst es.« Ich fragte ihn: »Wie soll ich damit fahren? Ich habe es doch noch nie gemacht.« Mein Vater entgegnete: »Probiere es einfach aus.« Er ging zur Seite, beobachtete mich aus der Distanz, gab mir aber keinerlei weitere Vorgabe. Natürlich fiel ich einige Male vom Rad, hatte einige Abschürfungen und weinte einige Tränen. Bald hatte ich aber den Dreh raus und war ungemein stolz. Daraus und aus vielen anderen ähnlichen Erlebnissen speist sich heute ein tiefes Vertrauen in meine Fähigkeiten.

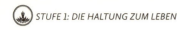 *STUFE 1: DIE HALTUNG ZUM LEBEN*

Dem Ausprobieren Raum geben
Der westliche Vater zeigt der Tochter in bester Absicht ganz genau, was sie zu tun hat, wie sie den Lenker halten und die Bremse betätigen muss. Auch seine Tochter wird ein paar Mal hinfallen und wahrscheinlich weinen. Diese kleinen Rückschläge gehören dazu, wenn man etwas Neues lernt. Aber sie machen uns stark, wenn wir das Gefühl haben, dass wir uns die Fähigkeiten selbst erworben haben.

Wir neigen dazu, dem Ausprobieren zu wenig Raum zu geben, zu viel zu reglementieren und zu wenig zu vertrauen. Wir versuchen häufig, die Kinder vor allen Gefahren zu behüten. Und übersehen dabei, dass wir die eigenen Erfahrungen und Ängste projizieren und es den Kindern so erschweren, Vertrauen zu entwickeln.

Es ist nicht einfach, sich von diesen Prägungen ganz zu lösen – aber sich solche Muster bewusst zu machen ist ein wichtiger Schritt zur Befreiung. Denken Sie darüber nach, ob Sie einen Fuß vor den anderen setzen und gehen können? Nein. Denn wenn Sie es täten, würden Sie ins Straucheln kommen. Sie wissen, dass Sie es können – und deshalb tun Sie es! Wenn wir Vertrauen haben, ist kein Raum für Angst.

Der Mensch als Teil der Natur

Meine Eltern und die meisten Erwachsenen, mit denen ich in Indien zu tun hatte, lebten mir dieses tiefe Vertrauen vor. Eine seiner Wurzeln ist das Bewusstsein, dass wir als Menschen in die Natur eingebunden und Teile des Universums sind. Dies gehört zu den wichtigsten Prinzipien des Ayurveda.

Probleme, so sie denn auftauchen, sind in diesem Sinn Herausforderungen, denen wir uns stellen sollen, die wir lösen und an denen wir wachsen können. Aus der starken Naturverbundenheit resultieren auch eine große Flexibilität und innere Stärke.

Als ich in einem langen Winter fast täglich die gleiche Strecke an einem Waldrand entlanglief, beobachtete ich fasziniert, wie sich eine vor der Zeit blühende Blume gegen oder vielmehr mit der Natur behauptete. Jeden Tag hatte es eine komplett andere Witterung, und während ich selbst mich täglich neu kleiden konnte, mal mit Mütze und Schal, mal ohne, war diese zarte Blume ganz auf sich, ihre eigene Stärke, zurückgeworfen. Bei Sonnenschein blühte sie auf, am nächsten Tag bei Regen schloss sie sich. Als die nächsten Tage ein schwerer Sturm über das Land fegte, war ich gespannt, ob sie das überlebt. Und siehe da: Der zarte grüne Stängel bog sich im Wind, hielt ihm aber stand – gerade weil er sich nicht gegen ihn stellte, sondern sich ihm flexibel hingab.

Tiefer Glaube und Gelassenheit

Eine ganz zentrale Rolle im indischen Alltag spielt zudem die Religion. Der tiefe Glaube an einen Gott, an mehrere Götter, ein höheres Selbst oder irgendeine Art der Energie ist zweifellos eine starke Kraft. Er gibt dem Leben einen Sinn und einen starken Halt. An jeder Ecke finden sich kleine Altäre und Tempel, an denen die Menschen Blumen niederlegen und Räucherkerzen entzünden.

In Indien beginnt der Tag mit einer Dankbezeugung und mindestens zwei bis drei Mal täglich gibt es kleine Rituale, mit denen den Göttern gehuldigt wird. Auch Tempelbesuche gehören in Indien zum normalen Wochenablauf. Durch diese Rituale kommen die Menschen mehrmals am Tag mit ihrer

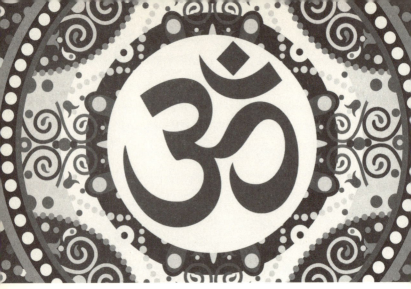

Om - Das göttliche Zeichen.

geistigen und seelischen Ebene in Kontakt. Das Aufgehobensein in der Natur und der Glaube an ein höheres Wesen sind die Quelle einer starken Gelassenheit, die den indischen Alltag prägt.

Warum aufregen, wenn man es nicht ändern kann?
Die Verspätung des Busses, das Wetter, das größere Haus des Nachbarn – darüber regt sich hier niemand auf, weil es sich schlicht nicht lohnt. Es ist einfach so, wie es ist. In den Behörden in Indien gibt es stets lange Wartezeiten. Was tun die Inder? Sie stellen sich nicht selbst in die Schlange, sondern hinterlassen ihre Schuhe als Markierung und setzen sich auf die Wartebänke.

Nein – die Unpünktlichkeit und das Chaos, die das öffentliche Leben in Indien vielerorts prägen, halte ich keineswegs für erstrebenswert. Aber die Leichtigkeit im Umgang mit den Dingen, die wir nicht ändern können, die Leichtigkeit auch im Umgang mit sich selbst, ist eine Quelle großer Zufriedenheit.

Wie oft stehen wir im Stau und vergeuden wertvolle Energie, weil wir uns fürchterlich ärgern? Wie oft vergleichen wir uns mit anderen, statt uns auf die eigenen Stärken zu fokussieren?

Den eigenen Maßstab finden

Wir können viel von der indischen und anderen asiatischen Kulturen lernen. Nicht, indem wir sie eins zu eins nachahmen, sondern unseren eigenen Maßstab finden.

Natürlich können und sollen Sie sich keinen Glauben erzwingen. Möglicherweise kommt eines Tages die Erkenntnis zu Ihnen, dass es doch »mehr« gibt – vielleicht auch nicht. Es spielt letztlich für Ihr persönliches Glück, Ihre Ausgeglichenheit keine Rolle. Wichtig ist nur, dass Sie Ihren eigenen Maßstab finden. Auch wer nicht glaubt, kann von den Gesellschaften, in denen der Glaube eine große Rolle spielt, vieles lernen. Unser Leben ist so stark am Äußeren, am Materiellen orientiert, dass die beiden Ebenen Geist und Seele dabei meist zu kurz kommen.

Ich selbst habe verschiedene Gewohnheiten aus Indien in meinen Alltag übernommen: Morgens und abends entzünde ich eine Kerze und ein Räucherstäbchen, komme einige Minuten zur Ruhe und bin ganz bei mir. Solche Rituale sind sehr hilfreich, um sich weg von der reinen Körperebene, hin zu Geist und Seele zu wenden.

Rituale, um zu sich zu kommen
Sie müssen keinen Altar haben und keine Kerzen entzünden, wenn Sie mit diesen Dingen nichts anfangen können. Schaffen Sie sich Ihre eigenen Inseln im Alltag.

STUFE 1: DIE HALTUNG ZUM LEBEN

Momente, in denen Sie zur Ruhe kommen und den Blick nach innen richten. Morgens und abends einige Minuten sind schon ausreichend. Vielleicht gelingt Ihnen das persönlich besonders gut, wenn Sie eine bestimmte Art von Musik hören oder sich in der Natur aufhalten. Indem Sie sich immer wieder zentrieren und die Gedankenkreisel beenden, verhindern Sie, dass die Anforderungen der äußeren Welt Sie »auffressen«.

Stufe 2

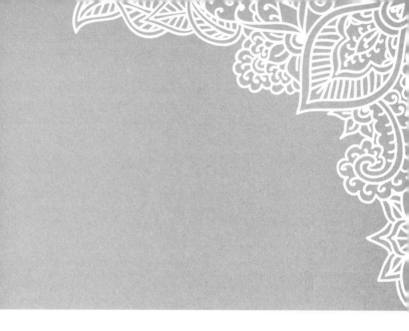

Prinzipien des Ayurveda

Die wichtigsten Grundlagen der indischen Heilkunst

»*Gutes und schlechtes Leben, glückliches und unglückliches Leben, das, was dem Leben zu- bzw. abträglich ist, das Maß des Lebens und seiner Komponenten und das Leben selbst – wo all das erklärt wird, das nennt man Ayurveda.*«

Aus der Caraka Samhita,
einer der vedischen Schriften

Es sind sechs Schriftensammlungen der indischen Weisen – Veden –, auf denen das Heilwissen Ayurveda basiert. Die Veden stammen aus der Zeit zwischen 1500 und 1000 vor Christus und wurden zunächst mündlich von Generation zu Generation weitergegeben. Das Wissen, das gemäß Überlieferung den indischen Weisen von den Göttern eingegeben wurde, geht aber noch weiter zurück. Ayurveda ist mindestens 3.500 Jahre alt und damit eine der ältesten Gesundheitslehren der Welt. Auch in einer der wichtigsten Schriften des Hinduismus – der Bhagavad Gita – spielt Ayurveda eine wichtige Rolle.

Ayurveda blickt nach außen wie nach innen
Das Sanskrit-Wort »Ayurveda« setzt sich aus den Bestandteilen »Ayus« für Leben und »Veda« für Wissenschaft zusammen. Ayurveda bedeutet also nichts anderes als die Wissenschaft vom Leben. Tatsächlich trifft diese Bezeichnung in ihrer allumfassenden Bedeutung das Wesen der indischen Heilkunst sehr gut. Denn das Wissen speist sich aus genauester Beobachtung der uns umgebenden Natur einerseits und tiefer Innenschau andererseits.

Ayurveda blickt nach außen wie nach innen, sieht den Menschen als Teil seiner Umwelt und berücksichtigt so alle Aspekte, welche die Gesundheit des Menschen beeinträchtigen können. Krankheiten werden niemals isoliert betrachtet, sondern im Zusammenspiel von Faktoren, die unser Leben beeinflussen: Ernährungsgewohnheiten, Tages- und Jahreszeiten, Umgebung, Beruf, soziales Netz und Ähnliches.

Am Beginn einer ayurvedischen Therapie steht daher immer eine sehr ausführliche Anamnese. Manchmal ergeben sich schon im ersten Gespräch, das den Menschen in seiner Gesamtheit inklusive Umfeld erfasst, neue Perspektiven.

DIE WICHTIGSTEN PRINZIPIEN DES AYURVEDA

Kombination von altem und neuem Wissen
Durch diese ganzheitliche Sicht vermag die indische Heilkunst bei Problemen, bei denen die Schulmedizin an Grenzen stößt, neue Wege aufzuzeigen. Erfreulicherweise gibt es immer mehr Ärzte, die erkennen, wie fruchtbar eine Kombination beider Bereiche sein kann.

Aus der genauen Beobachtung der Natur und der körperlichen, geistigen und seelischen Ebene des Menschen ergeben sich die Grundprinzipien des Ayurveda, von denen ich Ihnen die wichtigsten im Folgenden erläutere.

Wenn das eine oder andere für Sie besonders spannend klingt und Sie noch weiter in die Geheimnisse des Ayurveda eintauchen möchten, finden Sie im Anhang einige Literaturempfehlungen. Sie müssen aber nicht viele Bücher wälzen oder teure Anschaffungen machen. Das Wunderbare an Ayurveda ist, dass seine tiefe Wahrheit für jeden selbst erfahrbar ist, der sich dafür öffnet. Wer über einen gewissen Zeitraum ayurvedische Lebensgewohnheiten in seinen Alltag integriert, wird sich automatisch wacher und energievoller fühlen. So kann sich nach dem ersten Kontakt mit dem alten vedischen Wissen oft eine lebenslange Faszination entwickeln.

Körper, Geist und Seele als Einheit

Körper, Geist und Seele sieht Ayurveda als untrennbare Ebenen an. Der Körper ist der Tempel, in dem sich Geist und Seele zu Hause fühlen sollen. Man sollte ihn daher ehren, ihn mit hochwertiger, zum eigenen Typ passender Ernährung und moderater Bewegung gut behandeln.

Es gibt in unserer Gesellschaft immer mehr Krankheitsbilder, wie die totale Erschöpfung, die sich rein über die körperliche Ebene nicht erklären lassen. Die Schulmedizin spricht dann von Psychosomatik. In der indischen Heilslehre werden bei einer Erkrankung grundsätzlich alle Ebenen betrachtet. Eine Unterscheidung zwischen psychischen und physischen Krankheiten gibt es demzufolge nicht.

Der Mikrokosmos entspricht dem Makrokosmos

Die Annahme, dass Körper, Geist und Seele eine untrennbare Einheit bilden und jeder Mensch ein integrativer Teil seiner Umwelt und des Universums ist, gehören zu den wichtigsten ayurvedischen Prinzipien. Gesundheit ist aus ayurvedischer Sicht definiert als Gleichgewicht von Körper, Geist und Seele. Alle Gedanken und Gefühle haben aus ayurvedischer Sicht ihre Entsprechung in der Physiognomie.

Ist der Körper im Ungleichgewicht, trifft dies auch für den Geist und die Seele zu. Wenn man etwa Schmerzen hat, kann das die geistige Leistungsfähigkeit und unser Handeln beeinträchtigen. Stress kann sich in Form von Kopfschmerzen, aber auch mit einem flauen Magen, Appetitlosigkeit genauso wie Heißhunger bemerkbar machen. Ayurveda kann mit seiner ganzheitlichen Sicht solche Zusammenhänge erklären.

Jede Zelle ist Sitz von Geist und Seele
Jede Zelle unserer rund 100 Billionen Körperzellen ist demnach zugleich auch Sitz von Geist und Seele. Unser Körper produziert permanent neue Zellen, das heißt wir haben jede Sekunde unseres Lebens die Möglichkeit, ein aus der Balance geratenes Gleichgewicht wiederherzustellen. In jedem Mikrokosmos eines Atoms ist zugleich auch der Makrokosmos des Universums enthalten. Stellen Sie sich dies bildhaft vor und lassen Sie es auf sich wirken.

Alles ist miteinander verbunden

Die ayurvedische Heilkunst geht davon aus, dass alles und alle miteinander verbunden sind. Yoga und Meditation sind wichtige Säulen des Ayurveda. Eines der Hauptziele der Praxis ist es, ein Bewusstsein für diese, das gesamte Universum umspannende Verbundenheit zu entwickeln. Mit diesem Bewusstsein gehen Gelassenheit und Vertrauen einher. Dieses Bewusstsein rückt Ayurveda in die Nähe anderer spiritueller Richtungen wie etwa des Buddhismus. Es gibt hier viele Parallelen, die sich aus der Überzeugung speisen, dass der Mensch mit Natur und Universum eins ist.

Schöpfer der eigenen Welt
Wer dieses »Einssein« auf sich wirken lässt und sich ihm wirklich öffnen kann, kommt zu überraschenden Einsichten. So wird Ihnen vielleicht klar, wie stark Ihre Realität und Ihr Erleben von Ihren eigenen Gedanken geformt werden.

Oder mit anderen Worten: Die Gedanken und Gefühle, die wir täglich haben, kreieren unsere Wirklichkeit, das was uns täglich begegnet und zustößt. Dies mag sich zunächst

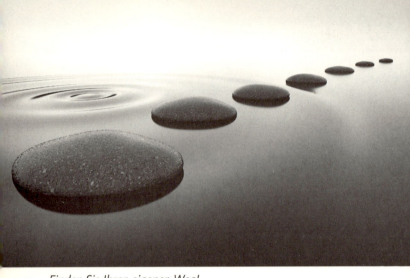

Finden Sie Ihren eigenen Weg!

ungewohnt anfühlen und ich erlebe vielfach Widerstände gegen eine solche Sichtweise. Schließlich bedeutet sie, dass wir uns auch den ganzen Ärger und Stress, mit dem wir täglich zu tun haben, selbst schaffen. Es fühlt sich natürlich ungewohnt an, wenn man auf einmal keinen Schuldigen mehr hat, sei es der Chef oder sonst wer.

Im Grunde ist dieses Prinzip jedoch die Quelle absoluter Freiheit. Denn es bedeutet: Alles, was uns widerfährt, können wir selbst lenken!

Das Prinzip der Eigenverantwortung

Wer also dauergestresst und müde ist, hat es selbst in der Hand, dies zu ändern. Und sollte dies auch tun. Ayurveda fordert uns dazu auf, die Verantwortung für unser Leben selbst in die Hand zu nehmen. Wir haben es uns ein wenig zur Gewohnheit gemacht, das Elternhaus, die Gesellschaft, das Wirtschaftssystem und alles mögliche andere verantwortlich zu machen, wenn es nicht so läuft, wie wir es wünschen.

Wenn Sie immer müde, gestresst und erschöpft sind, dann denken Sie wahrscheinlich, Ihr Arbeitgeber, der finanzielle Druck zu Hause oder die gestiegenen Anforderungen im Job sind dafür verantwortlich.

Leichtigkeit und Freiheit
Sie sind selbst dafür verantwortlich und Sie können gegen Ihre Erschöpfung etwas tun. Lassen Sie für den Moment schlicht den Gedanken zu, dass niemand anders für Ihr Leben verantwortlich ist, als Sie selbst. Und versuchen Sie, dies nicht negativ, wie eine Schuldzuweisung zu spüren, sondern mit Leichtigkeit und Freiheit. Denn: Mit jedem Stück Verantwortung, das Sie abgeben, verlieren Sie Freiheit!

Alles, was wir brauchen, ist schon da!

Das Wunderbare ist: Alles, was wir brauchen, ist schon da! Es muss im Äußeren nichts dazukommen, es muss sich dort nichts ändern – es geht nur darum, im Inneren etwas zu bewegen. Um das zu erreichen, bedarf es Zeit, ein wenig Übung, Achtsamkeit und des Willens, über die eigenen Gewohnheiten zu reflektieren und sie gegebenenfalls zu modifizieren.

Wer sich etwa nicht seinen vermeintlichen Schwächen, sondern dem in ihm schlummernden Potenzial und den Talenten widmet, kann bald einen Wandel bei sich erleben. Er wird sich fitter, ausgeglichener, stressresistenter fühlen, obwohl sich an den objektiven Belastungen nichts geändert hat.

STUFE 2: PRINZIPIEN DES AYURVEDA

Beispiel aus der Praxis:

Die 28-Jährige kam zu mir, weil ihr die Haare büschelweise ausfielen. Haarausfall wird in der ayurvedischen Heilslehre wie jedes andere gesundheitliche Problem ganzheitlich betrachtet und als Symptom eines Ungleichgewichts der Lebensenergien gesehen. Wo lag bei dieser jungen Frau, die nach außen so stabil und stark wirkte, die Wurzel des Ungleichgewichts?

Wir führten lange Gespräche. Sie war als Anwältin außerordentlich erfolgreich, sehr intelligent, stark leistungsorientiert. Die junge Frau hatte ein großes Verantwortungsgefühl, vor Kurzem war ihr Vater gestorben und sie hatte die Rolle des Familienoberhaupts übernommen. Sie berichtete mir von 12-bis-14-Stunden-Tagen, die sie ihrer eigenen Einschätzung nach energetisch aber gut verkraften konnte.

Ich fragte meine Klientin, wie sie ihren aktuellen Energiehaushalt auf einer Skala von 1 (sehr niedrig) bis 10 (sehr hoch) selbst beurteilen würde. Die Klientin stufte sich bei 8 ein.

Nun machte ich mir mein eigenes Bild von der Verfassung meiner Klientin. Der Gesundheitszustand eines Menschen wird im Ayurveda ganzheitlich betrachtet: Das Erscheinungsbild, Haut, Haare, Nägel, Zunge werden dabei miteinbezogen und eine ayurvedische Pulsdiagnose wird durchgeführt.

Das Gesamtbild, das sich mir bot und speziell die Informationen, die ich durch die Pulsdiagnose erhalten hatte, waren ganz anders als die eigene Einschätzung der jungen Frau: Sie war in einem desaströsen Gesamt-Zustand. Der Haarausfall war nur Symptom einer tiefen Unzufriedenheit und Instabilität von Körper, Geist und Seele. Als ich sie mit dem Ergebnis der Pulsdiagnose konfrontierte – ihr tatsächlicher Energielevel lag bei 4 –, brach sie in Tränen aus.

ALLES, WAS WIR BRAUCHEN IST SCHON DA!

Wie die meisten meiner Klienten wusste auch sie in der Tiefe ihres Herzens, dass etwas in ihrem Leben ganz und gar nicht stimmig war. Nachdem es nun ausgesprochen war, konnte sie sich endlich innerlich öffnen und die Maske, hinter der sie ihr wahres »Ich« versteckt hielt, fiel. Dieser Moment ist sehr wichtig für die Veränderung. Etwas brach in der jungen Frau auf, ihr Herz öffnete sich.

Beim Überprüfen ihres Energielevels in den verschiedenen Lebensbereichen stießen wir zum Kern ihres Problems vor: Die junge Frau hatte für den beruflichen Erfolg alle anderen Lebensbereiche völlig vernachlässigt. Obwohl ihr Energielevel bei 4 war, lief sie im Job teilweise auf über 10. Sie arbeitete bis zum Umfallen, aß nebenher, betrieb Raubbau an Körper, Geist und Seele. Sie hatte einseitig ihre männlichen Energien gelebt und die weibliche Seite vergessen. Doch im Grunde ihres Herzens wünschte sie sich nicht nur den beruflichen Erfolg, sondern auch eine glückliche Partnerschaft und Kinder.

»Ich stand die ganzen letzten Jahren irgendwie neben mir«, erzählte die 28-Jährige. Ihre wahren Bedürfnisse hatte sie versteckt, weil sie stark wirken wollte. Dieses Verstecken hatte sie weitere Energie gekostet. Nachdem die Maske endlich gefallen war, war die Anwältin sehr erleichtert.

In der folgenden Therapie stärkten wir mit verschiedenen Maßnahmen Körper, Geist und Seele. Wir führten zum Beispiel verschiedene Reinigungen durch und legten klare Etappenziele auf dem Weg zu ihrem Wunsch-Ziel – Aufbau eines glücklichen Privatlebens – fest. Ich forderte sie auf, sich ihren potenziellen Partner möglichst genau auszumalen. Welche Eigenschaften sollte er haben? Über ihre Erfolge führte sie ein Tagebuch.

Es war in ihrem Fall besonders wichtig, ihr Vertrauen in ihr Herz zu stärken. Auf dem Weg zum Ziel kamen ihr die Eigenschaften zugute, die sie auch im Beruf so erfolgreich gemacht hatten: Sie ist sehr strukturiert und diszipliniert, zugleich voller Ideen. Als sie es schaffte, diese Talente mit ihrer Herzensenergie, ihrer weichen, weiblichen Seite zu verbinden, zeigten sich schnell Erfolge.

Nur zwei Jahre später lernte sie einen Mann kennen, der ziemlich genau ihrer Wunschvorstellung entsprach. Obwohl sie wegen ihm die Stadt verließ und beruflich neu anfangen musste, hat sie heute einen besseren Job mit mehr Verantwortung. Sie hat gelernt, auch mal »Nein« zu sagen und zu ihren Bedürfnissen zu stehen.

Ihr Energielevel ist heute bei 7, und auch die Haare wachsen langsam wieder. Als Pitta-Vata-Typ bleibt sie anfällig dafür, sich zu überfordern. Ihren Energielevel kann sie nur dann langfristig halten und steigern, wenn sie alle Ebenen, die sie vernachlässigt hatte, im Gleichgewicht hält, indem sie die im Ayurveda erlernten Methoden im Alltag einbaut und verinnerlicht.

Die Geschichte dieser Klientin ist beispielhaft für zwei ayurvedische Prinzipien, die für uns alle gelten:

Extreme führen zu Instabilität und Disharmonie; erst wenn der Energielevel in allen relevanten Lebensbereichen in etwa ausgeglichen ist, sind Stabilität, Zufriedenheit und Entspannung möglich.

Alles, was wir brauchen, um unser Leben so zu gestalten, wie wir es wünschen, ist bereits in uns vorhanden. Es muss manchmal nur wieder »erweckt« werden.

Unsere Aufgabe als Ayurveda-Therapeuten ist, den Menschen individuelle Wege auf der ganzheitlichen Ebene zu öffnen, um ihre wahre Kraft wiederzufinden.

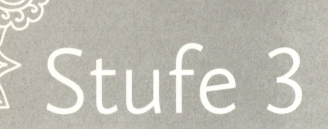

Die Verteilung der Lebensenergien

Vata, Pitta und Kapha

»Das Leben ist ein Fluss. Wenn du es näher betrachtest, dann wirst du sehen, dass sich alles in jedem Augenblick ändert.« Drukpa Rinpoche

Gemäß den Veden ist der Mensch ein Teil der Natur und besteht wie sie aus den Elementen Raum, Luft, Feuer, Wasser und Erde. In unserem Körper spiegeln sich die fünf Elemente als die drei Lebensenergien, die Doshas: Vata, Pitta und Kapha.

STUFE 3: DIE VERTEILUNG DER LEBENSENERGIEN

Das Tridosha-System

Die Konstitution eines Menschen wird durch die individuelle Verteilung des Doshas bestimmt, mit der er auf die Welt kommt. Diese Mischung nennt man im Sanskrit »Prakriti«, die Natur.

Eine Krankheit signalisiert, dass die Doshas und die Elemente der Umwelt nicht mehr im Einklang sind. Mittels Pulsdiagnostik und anderer Verfahren wird die Energieverteilung bestimmt und mit verschiedenen Methoden wieder ins Gleichgewicht gebracht. Es genügen manchmal schon minimale Änderungen in den Lebensgewohnheiten, um die Harmonie wiederherzustellen.

Müdigkeit aus ayurvedischer Sicht

Chronische Müdigkeit ist aus ayurvedischer Sicht eine zu starke Dominanz der Energien Vata und Pitta, was sich in starker Unruhe, Überreizung der Sinne und Hyperaktivität zeigt. Aus der Verteilung der Doshas lässt sich auch schließen, dass manche Menschen anfälliger für die völlige Überlastung und Überanstrengung sind als andere. Häufig berichten betroffene Menschen von starken Sorgen und Ängsten, Gedankenkarussellen, die sie nicht stoppen können.

Jede der Lebensenergien hat verschiedene Funktionen in unserem Organismus. Die individuelle Verteilung von Vata, Pitta und Kapha prägt das äußere Erscheinungsbild, die Vorlieben für bestimmte Nahrungsmittel, die Anfälligkeit für Krankheiten und mentale Eigenschaften.

Indische Heiler gaben den Menschen auf Grundlage des sogenannten Tridosha-Systems schon vor Tausenden Jahren Anleitungen für eine Lebensführung, die ihre Lebensener-

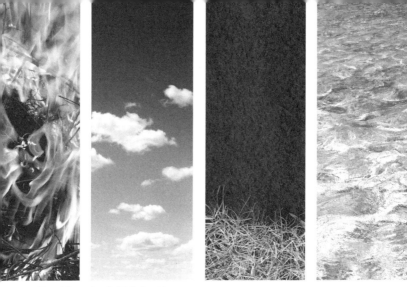

Der Mensch als Teil der Natur.

gien unterstützt. Eine physische oder psychische Erkrankung wie ständige Müdigkeit zeigt immer, dass die Doshas aus der Balance geraten sind.

Die individuelle Dosha-Konstitution ist, genau wie das ganze Leben, dynamisch. Das heißt, in bestimmten Lebensabschnitten, in den Jahreszeiten oder in starken Stressphasen verändern sich die Lebensenergien. Ziel jeder ayurvedischen Therapie ist es dann, die ideale Dosha-Konstitution unter Berücksichtigung ihrer Lebensumstände wiederherzustellen.

So ist etwa die Kindheit stark Kapha-dominiert, sie ist die Zeit des Wachstums, der Zunahme. Pitta steht für das Prinzip der Umwandlung und prägt unser Erwachsenenleben. Die Lebensenergie Vata verkörpert den Katabolismus, das abbauende Prinzip und dominiert das Alter ab etwa 60 Jahren. Menschen mit einer starken Vata-Energie müssen daher im Alter besonders auf sich achten, da sich diese Energie dann nochmals erhöht.

Der Vata-Typ

Vata ist für die Sinnesorgane, die Bewegungsabläufe im Körper, das gesamte Nervensystem und die Aktivität des Geistes zuständig. Es befördert die Nahrung im Körper, trennt die Nährstoffe von Abfallprodukten und regelt den Atemkreislauf. Vata erhöht sich im Herbst und im Frühjahr sowie zwischen 2 Uhr nachts und 6 Uhr früh und am Nachmittag zwischen 14 und 18 Uhr.

Vata-dominierte Menschen sind enthusiastisch, sehr einfallsreich und können sich hervorragend artikulieren. Sie handeln rasch und sind sehr empfindsam. Die Vata-Elemente Luft und Äther stehen für Feinstofflichkeit und Beweglichkeit.

Optisch sind Vata-Menschen oft klein und zierlich, sie haben feine, lange Glieder, der Knochenbau ist leicht. Die Augen sind klein und rege, die Lippen sind schmal, oft haben sie dünne, aber viele Haare. Wer von der Vata-Energie dominiert wird, friert leicht und hat meist trockene, kalte Haut.

Zu viel Vata sorgt für Stress
Wie die beiden anderen Lebensenergien kann sich Vata im Übermaß auf den Menschen schädlich auswirken. Bei zu viel Vata wird dann aus Flexibilität Ruhelosigkeit. Häufig werden die Menschen dann von Ärger, Furcht, Existenzängsten und eben Stress geplagt.

Eine geringe Stressresilienz ist immer ein Anzeichen für zu viel Vata, dem man mit gezielten Maßnahmen gegensteuern sollte. Auch kann man in besonders stressigen Zeiten vorbeugend tätig werden, wenn man weiß, dass man eine Vata-Dominanz hat. Es ist dann zum Beispiel besonders wichtig, auf regelmäßige Essens- und Schlafenszeiten zu achten und bestimmte anregende Nahrungsmittel zu vermeiden.

An den Vata-Eigenschaften lässt sich gut zeigen, dass die vermeintlichen Stärken und Schwächen nichts anderes sind, als die extremen Ausformungen einer Grundanlage. Ein Vata-dominierter Typ ist durch die Elemente Luft und Äther sehr fantasievoll. Wenn er in der richtigen Stelle eines Unternehmens – etwa in der Werbeabteilung – eingesetzt wird und einige Regeln in der Lebensführung verfolgt, kann er ein genialer Ideengeber sein. Zu viel Vata aber kann ihn zum ziellosen Luftikus machen, der alles anfängt und niemals etwas zu Ende führt. Ohne Strukturen verliert sich dieser Typus und ist stark stressanfällig. In der Folge dieses Ungleichgewichts gibt er mehr Energie nach außen ab, als er zu sich nimmt. Er ist dann irgendwann vollkommen ausgepowert und erschöpft. Für Vata-Typen ist es besonders wichtig, dass sie lernen zu entschleunigen.

Der Pitta-Typ

Pitta ist verantwortlich für Sehkraft, Hunger und Durst, Verdauung, Regulierung der Körperhitze, Geschmeidigkeit und Glanz der Haut, Heiterkeit, Intellekt und emotionale Ausdrucksfähigkeit.

Wenn die Vata-Menschen die eher planlosen, kreativen Ideengeber sind, sind Pitta-Typen die dynamischen, realistischen und zielstrebigen Umsetzer. Sie denken in der Regel sehr präzise und sind sehr gute Kommunikatoren.

Pitta-Typen neigen zur Selbstüberschätzung
Die Pitta-Energie erhöht sich im Sommer sowie zwischen 22 und 2 Uhr und zwischen 10 und 14 Uhr. Menschen, die von dieser Energie dominiert werden, haben oft einen athleti-

schen Körperbau und markante Gesichtszüge. Sie haben oft helle, leicht stechende Augen, ihre Lippen sind rot, die Haut ist eher feucht und fettig.

Die Pitta-Elemente sind Feuer und Wasser. Eine erhöhte Pitta-Energie zeigt sich in starker Hitze, Aggressivität, Zorn und Überreizbarkeit. Wenn die Pitta-Energie zu dominant wird, dann neigen wir dazu, unsere Kräfte zu überschätzen. Auch hier können Stresserkrankungen die Folge sein.

Der Kapha-Typ

Kapha ist das Gerüst des materiellen Körpers. Es ist für den Zusammenhalt, die Struktur, die Schmierung der Gelenke und Schleimhäute zuständig. Es verleiht Abwehrkraft, Ausdauer, Potenz und Fruchtbarkeit.

Kapha-Typen sind stabil, geduldig und sehr ausdauernd. Sie werden selten zornig und lassen sich nicht schnell aus der Ruhe bringen. Sie sind sehr viel weniger stressanfällig als die beiden anderen Doshas. Sie sind großzügig, ehrenhaft und halten meist ihr Wort. Kapha-Menschen reden meist langsam und sind sehr diplomatisch.

Die Kapha-Energie schützt vor Stress
Kapha erhöht sich im Winter und zwischen 18 und 22 Uhr, sowie zwischen 6 und 10 Uhr. Kapha-dominierte Menschen sind oft von großer Statur, haben einen großen Kopf und einen eher schweren Knochenbau. Sie haben vielfach volle Lippen, große Augen und sehr volles, glänzendes Haar.

Eine Kapha-Störung zeigt sich in großer Lethargie, Faulheit, einer gleichgültigen Haltung allem gegenüber und starkem Übergewicht.

Dieser kurze Überblick zeigt bereits, dass die Dosha-Konstitution viel darüber aussagt, welcher Beruf uns liegt. Vata-Menschen findet man besonders häufig in künstlerischen und kreativen Berufen. Pitta-Typen sind oft im Management-Bereich von Unternehmen tätig. Die Kapha-Konstitution befähigt besonders zu planerischen, organisatorischen Tätigkeiten. Und auch auf dem Bereich des Genusses und der Ästhetik sind sie zu Hause. Ein ideales Projektteam würde aus einer Mischung aller Dosha-Typen bestehen.

Welcher Dosha-Typ sind Sie?

Sicher sind Sie jetzt langsam neugierig, zu welchem Dosha-Typ Sie gehören, und wahrscheinlich haben Sie auch schon eine Vermutung. Nehmen Sie sich Zeit, den folgenden Test (Seite 57) auszufüllen, und sprechen Sie Ihre eigene Einschätzung mit einer Person durch, die Sie gut kennt.

Der Test mit 17 Fragen aus verschiedenen Lebensbereichen gibt Ihnen eine gute erste Orientierung. Wenn Sie bei den Antworten eine starke Dominanz eines Doshas feststellen (mehr als neun Eigenschaften), können Sie davon ausgehen, dass Sie aktuell stark von dieser Lebensenergie dominiert werden. Je nachdem, wie viele Übereinstimmungen Sie mit den anderen Doshas haben, ist die Dominanz unterschiedlich stark ausgeprägt.

Am häufigsten sind Mischtypen
Wenn Ihre Antworten auf zwei – oder selten – drei Doshas gleichmäßig verteilt sind, gehören Sie aktuell zu den sogenannten Mischtypen, bei denen kein Dosha dominant ist. Viele Menschen sind Mischtypen aus zwei Doshas, also zum

Beispiel Vata-Pitta, wobei das erstgenannte Dosha das dominantere ist. Seltener ist es der Fall, dass zwei oder drei Doshas in der gleichen Intensität verteilt sind.

Wichtig ist, dass es hier kein Gut oder Schlecht gibt. Kein Dosha-Typ ist besser als der andere, alle haben in verschiedenen Bereichen ihre Stärken. Stattdessen geht es darum, etwaige Ungleichgewichte der Doshas auszugleichen und Sie so zu der in Ihnen schlummernden Energiequelle zurückzuführen und diese zu stärken.

Wenn Sie zu den ausgewogenen Mischtypen gehören, können Sie sich aus den Dosha-Programmen jene Elemente und Rezepte wählen, die sich für Sie stimmig anfühlen. Sie wissen selbst am besten, was Ihnen guttut!

Es mag auch sein, dass sich in dem Ergebnis des Tests zeigt, dass Sie aktuell stark unter Stress stehen. Dies kann der Fall sein, wenn Ihre Antworten eine sehr starke Vata-Dominanz offenbaren. Es macht Sinn, den Test in zwei bis drei Monaten noch einmal zu wiederholen. Ziel ist es, Ihren ursprünglichen Konstellationstyp wiederherzustellen und so Körper, Geist und Seele ins Gleichgewicht zu bringen.

Wenn Sie noch mehr Details erfahren und tiefer in das Thema einsteigen wollen, sollten Sie eine individuelle Dosha-Konstitutionsanalyse durch einen Ayurveda-Therapeuten oder Ayurveda-Arzt durchführen lassen.

Ermitteln Sie Ihren vorherrschenden Dosha-Typ

	VATA	PITTA	KAPHA
Körperbau	leicht, dünn	mittelschwer, mittelgroß	schwer, massig
Haut	trocken, rau	sanft, gelblich	dick, kalt, ölig
Haare	trocken	dünn, früh ergraut	kräftig, fettig, Haarausfall
Schultern	schmal, klein, flach	durchschnittlich gebaut	breit, fest, gut gebaut
Körperkraft	schwach	durchschnittlich, schwer	exzellent zu bändigen
Hunger	unregelmäßig	regelmäßige Mahlzeiten	kann leicht auf Mahlzeiten verzichten
Essen	liebt Süßigkeiten	hat einen guten Appetit	guter Appetit, mag scharf gewürztes Essen
Trinken	mag warme Getränke	liebt kalte Getränke	mag kalte Getränke
Schlaf	leichter, unterbrochener Schlaf	erholsamer Schlaf	erholsamer langer und tiefer Schlaf
Gedächtnis	schnelle Auffassungsgabe, schnell vergesslich	gutes Gedächtnis	gutes Langzeitgedächtnis
Bewegung	viel, schnell	exakt, bestimmt	langsam und gleichmäßig
Einstellung	unentschlossen, schnell	bestimmt, hitzig, wetteifernd, stur, entschlossen	entschieden, beständig, langsam, aber gewissenhaft
Beziehungen	oft wechselnde Beziehungen	Durchschnitt, treu, beständig	stark, gute Freunde, stabile Freund-/Feindschaften
Reaktion bei Stresssituationen	schnell erregt, ängstlich, genervt	schnell verärgert, gereizt, kritisch	ist ruhig und gelassen
Stimmungen	wechseln schnell	wechselnd	stabil, intensiv
Geistige Aktivität	wacher, ruheloser Geist	scharfer Intellekt, einfallsreich, tüchtig, stabil	gelassen, Perfektionist
Krankheit	generell anfällig, Nervenkrankheiten	Fieber, Entzündungen	Schleim, Schleimhäute der oberen Körperhälfte
GESAMTPUNKTE			

Diesen Fragebogen finden Sie auch als Download unter www.kaya-veda.de/energiequelle

STUFE 3: DIE VERTEILUNG DER LEBENSENERGIEN

Was bedeutet das für Ihre spezifische Stressanfälligkeit?

Der Vata-Typ und Stress

Wenn bei Ihnen die Vata-Energie dominiert, dann sind Sie wahrscheinlich sehr viel in Bewegung. Das gilt nicht nur für Ihren Körper, sondern auch für Ihren Geist, durch den wahrscheinlich viele Gedanken jagen. Schließlich steht die Vata-Energie für Bewegung und Fluss. Vata-Typen sind unglaublich kreativ und schnell in ihrer Auffassungsgabe und können sehr schnell Kontakte knüpfen. Sie vergessen bei aller Umtriebigkeit gerne mal das Essen und Schlafen.

Stress verstärkt grundsätzlich das Vata- und Pitta-Dosha. Dies kann sich zunächst als leistungssteigernder Impuls sehr positiv bemerkbar machen. Man fühlt sich vielleicht wie »unter Strom« und könnte Bäume ausreißen. Erst wenn der Stress zum Dauerzustand wird, werden Vata und Pitta überreizt. Menschen mit Vata-Konstitution sind hier besonders gefährdet. Sie geraten immer mehr in die Bewegung, was dazu führen kann, dass es ihnen sprichwörtlich den Boden unter den Füßen wegzieht. Als Vata-Typ sollten Sie mit Ihrer Energie gut haushalten, schon kleine Unregelmäßigkeiten in Ihrem Leben können Ihr Dosha überreizen.

Stabilität, Erdung und Reduzierung sind für Sie sehr wichtig. Achten Sie daher auf regelmäßige Essens- und Schlafenszeiten, genießen Sie vorzugsweise warme Mahlzeiten und Getränke, pflegen Sie stabile Freundschaften und vermeiden Sie zu viele äußere Reize. Vata-Typen sind häufig in kreativen Berufen zu finden, etwa in den Medien oder in Marketingagenturen, wo es oft sehr hektisch zugeht. Zum Ausgleich sollten sie im Privaten Ruhe und Entspannung suchen.

WAS BEDEUTET DAS FÜR IHRE SPEZIFISCHE STRESSANFÄLLIGKEIT?

Anzeichen von Vata-Störungen
Wenn das Vata erhöht ist, zeigt sich das in einer Reihe körperlicher Symptome: Die Gestik wird oft fahrig, die Hände können zittern, der ganze Körper ist unruhig, oft zeigt sich das in einem »Tick«, etwa dem typischen dauerwippenden Fuß. Häufig ist die Atmung schnell und flach. Auf geistiger und seelischer Ebene zeigen sich Vata-Überreizungen darin, dass man nicht mehr zur Ruhe kommt und Stimmungen übertreibt, zum Beispiel überhöhter Enthusiasmus.

Zu wenig Vata zeigt sich in einem verlangsamten Stoffwechsel, langsamer Atmung, einer allgemeinen Antriebslosigkeit, die bis zur Depression führen kann. Ihren großen Wissensdurst, ihren wachen Geist und die anderen Stärken, die sie haben, können sie am besten nutzen, wenn sie einen starken Anker haben. Einige Vorschläge finden Sie im Vata-Programm.

Der Pitta-Typ und Stress

Pitta-Typen sind das, was man unter »Machern« versteht. Sie haben viel Energie und eine charismatische Ausstrahlung. Die Pitta-Energie steht für das Element Feuer, die Wärmeregulierung, den Energieumsatz, sie regelt den Stoffwechsel und den Säure-Basen-Haushalt. Pitta-Typen haben daher oft einen großen Appetit und brauchen ihre regelmäßigen Mahlzeiten. Sie haben häufig eine starke »innere Hitze« und meiden daher intuitiv eher die Wärme, denn diese erhöht ihr Dosha noch.

Da Stress ebenfalls die Pitta-Energie erhöht, ist auch dieser Typus besonders anfällig für Stresserkrankungen. Dieser Typus mit seinem starken Leistungs- und Wettbewerbsgedanken neigt zudem zum Perfektionismus und dazu, sich selbst dabei zu überfordern.

Für den Pitta-Typ ist es sehr wichtig, dass er die ihm zur Verfügung stehende Energie richtig zu kanalisieren weiß und nicht unterfordert ist. Denn er muss sich auspowern. Er will sich messen, begeistern und etwas bewirken.

Zudem sollte er auf regelmäßige Mahlzeiten achten und lernen, sich zu entspannen. Er sollte zu viel säurebildende Lebensmittel, Scharfes und Alkohol meiden. Kühlendes (aber nicht Kaltes, das erzeugt die Gegenreaktion) tut dem Pitta-Typ gut.

Anzeichen von Pitta-Störungen
Körperliche Symptome für erhöhtes Pitta sind starkes Schwitzen, bohrender Hunger, dauernder Durst und ein erhöhter Stoffwechsel. Wenn Pitta-Typen ihre Energie nicht in die richtigen Bahnen lenken und sie daher zu stark wird, neigen sie zu Wut und Jähzorn. Geringer Appetit, Frieren, sinkender Lebensmut, ein träger Stoffwechsel und Energielosigkeit weisen dagegen auf vermindertes Pitta hin.

Ihr enormes Potenzial sollten Pitta-Typen nutzen. Sie sind in Berufen und Positionen gut aufgehoben, wo sie selbstständig arbeiten und managen können. Sie sollten sich beim Sport messen und verausgaben können und zugleich lernen, ihre eigenen Grenzen zu achten.

Der Kapha-Typ und Stress

Der Kapha-Typ ruht in sich und ist meist ein Mensch, der allen sinnlichen Genüssen gegenüber aufgeschlossen ist. Er ist der robuste Fels in der Brandung, der mit Großzügigkeit und Freundlichkeit die Menschen für sich einnimmt. Die Kapha-Energie steht für das Prinzip des Zusammenhalts und des Wachstums.

WAS BEDEUTET DAS FÜR IHRE SPEZIFISCHE STRESSANFÄLLIGKEIT?

Das Kapha-Dosha ist am wenigsten stressanfällig. Dieser Typ neigt nicht dazu, in Hektik zu geraten und sich von anderen unter Druck setzen zu lassen. Das Kapha-Gleichgewicht ist von anderen Gefahren bedroht.

Der Kapha-Typ genießt das Leben in vollen Zügen und neigt dazu, hier über die Grenzen hinauszuschießen. Er mag es zudem gerne bequem. Das kann dazu führen, dass sein ganzer Organismus sich immer weiter verlangsamt und er immer träger wird. Es ist für ihn daher sehr wichtig, Maß halten zu lernen und körperlich, geistig und seelisch in Bewegung zu bleiben. Daneben lässt sich Kapha durch heiße Getränke und heiße, fettarme Speisen regulieren.

Anzeichen von Kapha-Störungen
Eine Kapha-Dominanz zeigt sich körperlich in Übergewicht, der Neigung zu fettigem Haar und einer fettigen Gesichtshaut, verschleimten Nebenhöhlen und allgemeiner Schlappheit. Geist und Seele reagieren mit Trägheit und der Unfähigkeit, sich von Altem zu lösen.

Ist Kapha vermindert, sind Haare, Haut und Schleimhäute eher trocken, man ist gereizt, leicht angreifbar und fühlt sich sehr schwach.

Kapha-Typen verstehen es zu leben. Sie sind Ästheten und Genießer, die im Beruf für ihre Besonnenheit, ihre methodische und gründliche Arbeitsweise und ihre Geduld geschätzt werden. Sie sollten eine Position haben, wo Sie diese Pluspunkte ausspielen können. Außerdem sollten Sie genug Aktivität in ihrem Leben haben und zu starre Tagesabläufe durchbrechen.

Alle Dosha-Typen haben in puncto Erschöpfung und Müdigkeit bestimmte Schwachstellen, auf die sie achten sollten. Stress erhöht Vata und Pitta, senkt aber die Kapha-Energie.

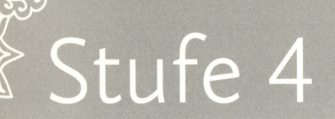

Stufe 4

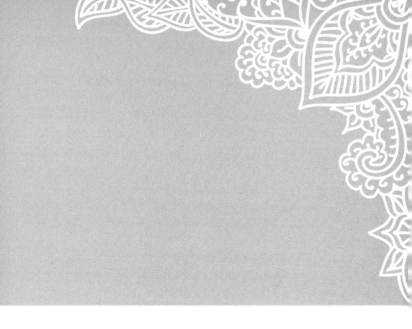

Bewusstsein schaffen

Was wollen Sie ändern?

»Wer das Ziel kennt, kann entscheiden; wer entscheidet, findet Ruhe; wer Ruhe findet, ist sicher; wer sicher ist, kann überlegen; wer überlegt, kann verbessern.« Konfuzius

Bevor Sie eine Änderung in Ihrem Leben herbeiführen, sollten Sie sich zunächst einige grundlegende Fragen stellen. Wie fühlen Sie sich genau und wo möchten Sie im Idealfall hin – was ist Ihr Wunschziel?

Eine genaue Bestandsaufnahme

Am Anfang eines Veränderungsprozesses ist es sehr wichtig, sich einer sehr genauen Bestandsaufnahme zu widmen. Eine Klientin – eine junge Frau Mitte 20 – war, als sie zu mir kam, völlig erschöpft. Sie fühlte sich so ausgelaugt, dass sie sich kaum dazu aufraffen konnte, zu duschen und nach draußen zu gehen. Ihr Selbstbewusstsein war durch diese Situation ebenfalls stark angeschlagen.

Nach einem ausführlichen Gespräch und der ayurvedischen Puls- und Zungendiagnose begann sie, ein Coaching-Tagebuch zu führen. Zunächst dokumentierte sie darin, wie sie sich aktuell fühlte und wie hoch sie ihren Energielevel einschätzte. Sie malte zudem ein Bild, das zeigte, wie es ihr in diesem Moment ging. Schließlich beantwortete sie ihre »Wunder-Frage«.

Die Wunder-Frage

Eine der leichtesten Methoden, um herauszufinden, wo man wirklich hin möchte, ist die Wunder-Frage. Eine Fee mit einem Zauberstab fragt: »Was möchtest du in einem halben Jahr erreicht haben? Wie möchtest du dich fühlen?«

Beschränkungen gibt es nicht. Es handelt sich um eine Fee, die ALLES ermöglichen kann! Meine Klientin wünschte sich, ganz gesund zu werden und endlich mal wieder mit Freunden bummeln zu gehen. Sie wollte auch in den Urlaub fliegen und wieder öfter Klavier spielen können.

Sie sehen: Kleine Wünsche stehen neben ganz großen Wünschen. Doch auch die großen Wünsche sind über viele kleine Schritte realisierbar.

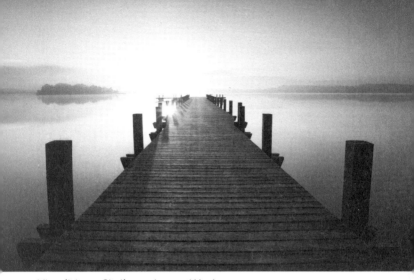

Visualisieren Sie Ihren eigenen Weg!

Alles ist möglich
Der tiefere Sinn der Wunder-Frage: Wir wechseln vom Problem- in den Lösungsmodus und überlegen uns, was wir tun können, um unsere Ziele zu erreichen. Wenn jemand keine Energie hat, überhaupt vor die Tür zu gehen, sind zehn Minuten Spaziergang täglich ein großer Fortschritt. Diese Dosis lässt sich ganz allmählich steigern. Auch das Setzen und Einhalten fester Termine, entsprechende Übungen und Selbstdisziplin gehören zu den nötigen Schritten, um etwas zu verändern.

Die vielen kleinen Schritte hielt meine Klientin bis zu unserem nächsten Treffen fest: Sie schrieb zudem auf, wie sie sich dabei gefühlt hatte, wie sich ihr Energielevel über den Tag veränderte, wann sie sich gut und energievoll fühlte. Vor jedem unserer Treffen malte sie ein neues Bild, das zeigte, wie es ihr aktuell geht. Gedanken aufzuschreiben hilft beim Strukturieren und manifestiert die Ziele im Bewusstsein. Zudem richtet man beim Schreiben die Aufmerksamkeit auf die vielen kleinen Schritte, aus denen eine große Veränderung besteht.

Visualisierungen sind enorm kraftvoll
Halten also auch Sie Ihre Entwicklung in einem Tagebuch fest. Das oft angeknackste Selbstvertrauen baut sich so langsam wieder auf. Besonders klar wird die Veränderung in der Visualisierung, deshalb sind Bilder ein enorm effektives Instrument im Veränderungsprozess. Es war wunderbar zu beobachten, wie die Bilder meiner Klientin immer heller und fröhlicher wurden und welche Lebenskraft in ihnen wieder Einzug fand.

Beim Malen geht es nicht um gut oder um schlecht; es ist vollkommen egal, ob die Bilder bunt oder schwarz-weiß, groß oder klein, mit Wasserfarben oder Bleistift gemalt sind. Das Malen ist schlicht eine wunderbare Möglichkeit, die unbewussten Ebenen jenseits des Verstandes zu aktivieren und mit ihnen in Kontakt zu kommen. Und so die Einheit von Körper, Geist und Seele langsam wiederherzustellen.

Der Intuition freien Lauf lassen
Wenn jemand sehr erschöpft und müde ist, kommt normalerweise seine Kreativität weitgehend zum Erliegen. Es gilt nun, diese wiederzuentdecken. Wenn Sie keinesfalls malen möchten, dann wählen Sie irgendeine andere Art und Weise, mit der Sie Ihre Kreativität leben und Kontakt zu Ihrem Unterbewusstsein herstellen können.

Gehen Sie zum Beispiel in die Natur und suchen Sie Gegenstände, die Ihren jeweiligen Zustand widerspiegeln. Mal mag es ein Kiesel, mal ein Ast, mal ein größerer Stein, ein Blatt oder eine Feder sein. Wichtig ist nur, dass Sie nicht mit dem Kopf arbeiten, sondern mit den Händen und vor allem Ihrer Intuition und Ihren Sinnen freien Lauf lassen. Denn viele chronisch erschöpfte Menschen sind stark kopflastig. Es ist eine immense Erleichterung, wenn die Gedankenkarusselle endlich einmal stoppen.

Bevor Sie nun Ihre Liste zum Status quo ausfüllen und Ihr Energie-Tagebuch beginnen, sollten Sie sich noch einen ganz wichtigen Aspekt der ayurvedischen Philosophie vergegenwärtigen:

Wahrnehmen, nicht urteilen!
Nehmen Sie Ihre derzeitige Erschöpfung genau wahr. Wie fühlt sie sich genau an? Wo und wann empfinden Sie sie besonders deutlich? Spüren Sie genau in sich hinein, aber urteilen Sie nicht darüber!

Gemäß der indischen Weisen, der Veden, haben alle Gefühle ihre Berechtigung. Vergegenwärtigen Sie sich nochmals, dass Sie ein Teil der Natur sind. Alles, was da ist, hat aktuell seine Berechtigung.

Wenn an einem herrlichen Sommertag abends ein Gewitter aufzieht, nützt alles Hadern nichts – es ist ein natürlicher Vorgang. Ja, die Hitze und das Entladen im Gewitter bedingen sich gegenseitig. Ebenso sind unsere Gefühle zunächst nicht gut oder schlecht. Sie sind einfach da und gehören zu uns. Erst durch unsere Gedanken werten wir sie.

Wenn es Ihnen gelingt, Ihre Erschöpfung zu akzeptieren, sie anzunehmen und Ihren Widerstand dagegen aufzugeben, dann werden Sie eine erstaunliche Wirkung feststellen. In diesem Moment wird Veränderung möglich. So paradox es Ihnen vielleicht erscheinen mag: Ihr Widerstand lähmt die Veränderung. Er raubt Ihnen noch mehr von Ihrer kostbaren Energie, die Sie einseitig auf das angeblich Negative in Ihrem Leben richten.

Versuchen Sie also, Ihren aktuellen Energielevel nicht zu werten. Nehmen Sie ihn an, akzeptieren Sie ihn als wertvollen Hinweis. Er hat seine Berechtigung. Und überlegen Sie sich erst dann, was Sie ändern wollen.

Die verschiedenen Lebensbereiche

Notieren Sie Ihren derzeitigen Energielevel in den verschiedenen Lebensbereichen von 1 (vollkommen erschöpft) bis 10 (voller Lebenskraft). Vielleicht fragen Sie sich, warum Sie auch über den Energiestatus in Ihren anderen Lebensbereichen reflektieren sollen, wo für Sie doch ganz klar ist, dass Ihre Karriere Sie so sehr erschöpft? Mit der ganzheitlichen Betrachtung aller Lebensbereiche wird überprüft, ob zwischen ihnen ein ausgewogenes Verhältnis besteht – die Basis für ein gesundes, glückliches, energievolles Leben.

Gerade ein stark gestresster Mensch mit hoher Vata-Energie benötigt ein stabiles soziales Netzwerk. Wenn er zusätzlich Probleme in der Partnerschaft und/oder ständig wechselnde Freundschaften hat, wird er noch ruhe- und haltloser werden. Für einen Kapha-dominierten Typ ist es dagegen sehr wichtig, in Bewegung zu bleiben, etwas für seine körperliche und geistige Regheit zu tun.

Schauen Sie sich also alle Lebensbereiche genau an und vernachlässigen Sie keinen. Finden Sie heraus, wer oder was Ihnen Energie gibt! Vielleicht empfinden Sie den Energielevel in allen Lebensbereichen als gleich, vielleicht stellen Sie aber auch fest, dass die Erschöpfung nur in bestimmten Situationen auftritt.

Die Wunder-Frage

Die Wunder-Frage am Schluss des Fragebogens ist enorm effektiv. Häufig existieren in unserem Kopf Grenzen und Glaubenssätze, die uns immer weiter von dem wegbringen, was wir eigentlich wirklich in unserem Leben erreichen möchten. Mit der Wunder-Frage lassen sich diese Grenzen des Verstandes überlisten: Wenn es keine Einschränkungen gebe und einfach alles möglich wäre, was würden Sie

DIE WUNDER-FRAGE

dann tun? Mit der Wunder-Frage können wir herausfinden, was unser Herz wirklich will. Und das wirklich Wunderbare daran: In dem Moment, in dem wir diese Frage beantworten, wird unsere Fantasie aktiviert, ein Bild entsteht, wie es sein könnte – und unser Unterbewusstsein beginnt, zu arbeiten und nach Wegen zu suchen, dieses Ziel tatsächlich zu erreichen.

Versuchen Sie, möglichst alle Fragen zu beantworten. Nehmen Sie sich Zeit und werten Sie nicht.

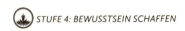 *STUFE 4: BEWUSSTSEIN SCHAFFEN*

Fragebogen zur Selbsteinschätzung

1 = vollkommen erschöpft und energielos
10 = voller Lebenskraft

Bewertung 1–10

Beruf __8__
Familie/Partnerschaft __2__
Freunde __10__
Hobby __8__
Körperliche Fitness __4__
Glaube/Spiritualität __5__
Sonstiges ____

Wer oder was gibt Ihnen Energie?

_____

Wann haben Sie sich zuletzt voller Energie gefühlt?
Was haben Sie gemacht?

_____

Wie und wo nehmen Sie Energie wahr?

_____

Verändert sich Ihr Energielevel im Tagesverlauf?

_____

DIE WUNDER-FRAGE

Wann ist er am höchsten, wann am niedrigsten?

___

Seit wann fühlen Sie sich so erschöpft?

___

Wo und wie nehmen Sie die Müdigkeit genau wahr?

___

Wie reagieren Sie normalerweise, wenn Sie die Müdigkeit überfällt?

___

Haben Sie eine Vermutung, warum Sie so erschöpft sind? Wenn ja, welche?

___

Die Wunder-Frage:
Stellen Sie sich vor, eine gute Fee kommt mit ihrem Zauberstab zu Ihnen: Wie würden Sie sich gerne fühlen? Was möchten Sie erreichen?

___

Diesen Fragebogen finden Sie auch als Download unter www.kaya-veda.de/energiequelle

Ihr Ziel-Energielevel

Notieren Sie nun, welchen Energielevel Sie in den verschiedenen Lebensbereichen mit Unterstützung dieses Buches gerne erreichen möchten.

1 = vollkommen erschöpft und energielos
10 = voller Lebenskraft

Bewertung 1–10

Beruf _____

Familie/Partnerschaft _____

Freunde _____

Hobby _____

Körperliche Fitness _____

Glaube/Spiritualität _____

Sonstiges _____

Diesen Fragebogen finden Sie auch als Download unter www.kaya-veda.de/energiequelle

Auswertung

Wie ist es Ihnen beim Ausfüllen des Fragebogens zur Selbsteinschätzung und der Beantwortung der ergänzenden Fragen ergangen? Bei meinen Klienten erlebe ich häufig, dass sich in den verschiedenen Lebensbereichen ein starkes Ungleichgewicht zeigt. Während sie sich zum Beispiel im Beruf auf einem Energielevel von 2 einschätzen, ist er bei ihrem Hobby bei 10, in der Partnerschaft aber nur bei 5. Hier ist also grundsätzlich Energie vorhanden, allerdings wird sie in manchen Lebensbereichen regelrecht geblockt.

Wenn dieses Ungleichgewicht, zum Beispiel zwischen Beruf und Privatleben, sozusagen schwarz auf weiß vor ihnen liegt, kommen vielen Menschen die Tränen. Ihr Herz hat oft schon lange gemerkt, dass da etwas nicht stimmig ist, aber oft wird versucht, dies zu verdrängen.

Der Fragebogen zur Selbsteinschätzung ist hier ein Augen- und Herzensöffner. Dies kann zunächst schmerzhaft sein, ist aber ein wichtiger Schritt zur Heilung. Ein ausgeglichener Energiehaushalt, Zufriedenheit und Glück sind dauerhaft nur möglich, wenn alle Lebensbereiche in einer gewissen Balance sind. Wie ein Stuhl, der verschieden lange Füße hat, werden wir niemals wirklich stabil und wirklich in der Mitte sein, wenn wir unsere Energie einseitig verteilen. Ein wirklich energievolles, glückliches Leben kann nur gelingen, wenn alle Lebensbereiche, die für den jeweiligen Menschen einen wichtigen Wert darstellen, sich grundsätzlich in etwa die Waage halten.

Schauen Sie sich nun Ihre Antworten nochmals in Ruhe an. Werten Sie nicht, hören Sie auf Ihr Herz und spüren Sie tief in sich hinein. Die Antwort auf Ihre Wunder-Frage und Ihren Wunsch-Energielevel sollten Sie sich auf einen schönen Zettel notieren und am besten mit sich tragen.

Stufe 5

Gesunde Ernährung

Unterstützung des »Verdauungsfeuers«

> »Man soll dem Leib etwas Gutes bieten, damit die Seele
> Lust hat, darin zu wohnen.« Winston Churchill

Ernährung und Verdauung spielen in der ayurvedischen Heilkunst eine zentrale Rolle. Je nach individueller Verteilung der Lebensenergien (Doshas) sind unterschiedliche Nahrungsmittel besonders gut geeignet, um in ganzheitlichem Sinn den Organismus zu stärken und zu harmonisieren.

Nahrungsmittel

Oft höre ich von Klienten: »Ich ernähre mich total gesund, ganz viel Joghurt und Salat, kaum Süßes und doch fühle ich mich ständig müde.« Sie sind überrascht, wenn sie hören, dass nicht jedes hochwertige Bio-Lebensmittel, das in den westlichen Ländern als gesund gilt, für sie auch im ayurvedischen Sinn tatsächlich förderlich ist. Vieles von dem, was wir essen, kann unser Körper gar nicht verwerten.

Rohkost etwa gilt hierzulande als empfehlenswert, weil durch das Kochen die Vitamine erhalten bleiben. Im Ayurveda wird dagegen fast jedes Gemüse schonend gegart, weil es so überhaupt erst vom Magen-Darm-Trakt verarbeitet werden kann. Achten Sie einmal darauf, wenn Sie abends Salat essen! Die vermeintlich leichte Kost kann Ihnen sehr schwer im Magen liegen. Ihre individuelle Dosha-Konstitution verrät Ihnen viel darüber, welche Lebensmittel Ihnen guttun!

Süßes, um Vata zu senken

Ein Vata-Typ etwa braucht wärmende Speisen. Die süße Geschmacksrichtung ist für ihn sehr wichtig, um sein Vata und damit das Stresslevel zu senken. Es gibt viele wunderbare, ayurvedische Alternativen zu raffinierten Zuckerprodukten, wie etwa einen Chai-Tee oder ein Mus aus reifen, süßen Früchten.

Ein von der Vata-Energie dominierter Mensch tut sich nichts Gutes, wenn er zu viel Salate, Obst und ähnliche kalte Speisen zu sich nimmt. Er braucht Speisen, die ihn wärmen und nähren. Zu viele scharfe Gewürze erhöhen ebenfalls die Vata-Energie – und damit die Stressanfälligkeit. Andersherum kann man mit bestimmten Lebensmitteln und Ernährungsgewohnheiten die individuelle Fähigkeit, mit Stress umzugehen, verbessern.

Sechs Geschmacksrichtungen

Die ayurvedische Wissenschaft unterscheidet sechs Geschmacksrichtungen: süß, sauer, salzig, scharf, bitter und zusammenziehend.

Süße Nahrungsmittel sind nährend, stimmungsaufhellend und beruhigen das Nervensystem. Saures regt den Appetit an und fördert die Verdauungskraft. Salzige Nahrung ist erhitzend, verdauungsanregend und speichert Wasser im Körper. Scharfes wirkt stark erhitzend, schleimlösend und verdauungsfördernd, während Bitteres leicht kühlend, appetitanregend, blutreinigend wirkt. Zusammenziehende Lebensmittel sind kühlend, trocknend und verdauungsfördernd.

Idealerweise sollte eine Mahlzeit alle Geschmacksrichtungen enthalten, da so das Dosha-Gleichgewicht optimal unterstützt wird. Da dies aber etwas aufwendig umzusetzen ist, probieren Sie doch einmal, über den Tag verteilt Lebensmittel aller Geschmacksrichtungen zu essen. Sie werden sehen, wie schnell dies positive Auswirkungen auf Ihr Wohlbefinden haben wird.

Verdauungsfeuer und Gewürze

Noch wichtiger als gesunde, zum Typ passende Lebensmittel, ist die Verdauung. Nicht nur auf der körperlichen, sondern auch der geistigen und seelischen Ebene. Erschöpfungszustände haben aus ayurvedischer Sicht immer etwas mit »Überfütterung« zu tun – Körper, Geist und Seele sind überlastet und reagieren mit Blockaden, mit bleierner Müdigkeit und Erschöpfung. Irgendwann erfolgt der Aufnahmestopp – nichts geht mehr!

Viele der Kräuter und Gewürze, die in der ayurvedischen Küche eine zentrale Rolle spielen, entfachen das Verdauungsfeuer. Zu den bekanntesten zählen Kreuzkümmel, Kurkuma, Koriander und Kardamom. Aber es gibt noch viele andere Gewürze und Kräuter, denen die ayurvedischen Gerichte ihren spezifischen Geschmack und ihre heilende Wirkung verdanken. Auf den folgenden Seiten finden Sie eine Übersicht über die wichtigsten Gewürze. Experimentieren Sie mit ihnen, lassen Sie ihren ganz eigenen Geschmack auf sich wirken und finden Sie heraus, wie sie sich auf Ihren Körper, Ihren Geist und Ihre Seele auswirken.

Die wichtigsten ayurvedischen Gewürze

Asafoetida (Hing/Teufelsdreck)
Öffnet verstopfte Energiekanäle, wirkt antibakteriell, schleimlösend, blutreinigend. Unterstützt die Darmflora und regt das Verdauungsfeuer an.

Bockshornkleesamen
Hilft bei Leber- und Milzbeschwerden, Husten und Bronchitis. Stärkt die Nerven und wirkt unterstützend bei Stress.

Fenchel
Wirkt gegen Blähungen, stärkt das Verdauungsfeuer; beruhigt die Nerven.

Gelbwurz (Kurkuma)
Entgiftet, reinigt und desinfiziert äußerlich wie innerlich. Wirkt appetitanregend.

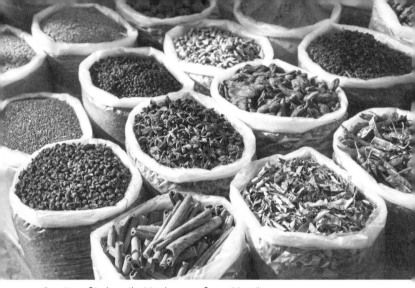

Gewürze fördern Ihr Verdauungsfeuer (Agni).

Ingwerwurzel
Verdauungsfördernd, stimulierend, erhitzend, schleimlösend, stärkt die Abwehr, entgiftet.

Kardamom
Stärkt den gesamtem Organismus, schleimlösend und atemreinigend, hilft bei Verdauungsbeschwerden, regt die Galle an.

Koriander
Verdauungsfördernd, appetitanregend, krampflösend, stärkend.

Kreuzkümmel/Cumin
Reguliert die Darmflora, reinigt und entgiftet, fördert die Durchblutung, stärkt Leber, Nieren, Gebärmutter.

Safran
Reguliert Leber und Milz, verstärkt das Verdauungsfeuer.

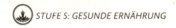

- *Senfsamen*
  Appetit- und stoffwechselanregend, wirkt antibakteriell und krampflösend, neutralisiert Toxine in der Nahrung.

- *Zimt*
  Regt Kreislauf, Durchblutung und Verdauung an.

Bei chronischem Stress ist in der Regel die Vata-Energie erhöht. Wohltuend und entspannend sind dann Gewürze und Heilkräuter, die das Vata senken, dazu gehören: <u>Kardamom, Zimt, Muskat, Süßholz, Lavendel, Ingwer, Anis und Arnika.</u>

Leicht zu verwertende Kost

Einige der Gewohnheiten, die sich in der westlichen Welt etabliert haben, sind für einen funktionierenden Stoffwechsel Gift. Zum Beispiel, wenn wir das Essen nebenbei hinunterschlingen und die große, deftige Hauptmahlzeit am Abend einnehmen. Wenn Sie aktuell sehr müde und erschöpft sind, sollten Sie darauf achten, leichte Kost zu sich zu nehmen, die Ihr Körper einfach, das heißt ohne großen Energieverlust, verwerten kann. Leicht ist hier keinesfalls gleichzusetzen mit Salat. Wie weiter oben bereits beschrieben, benötigt der Organismus viel Energie, um diesen zu verdauen. Natürlich müssen Sie Salate nicht aus Ihrem Ernährungsplan streichen; aber probieren Sie doch mal, rohes Gemüse und Obst vorzugsweise mittags zu essen, wenn mit der Pitta-Energie das Verdauungsfeuer Agni am stärksten aktiv ist.

Keine dogmatischen Regeln

Auch die Hauptmahlzeit sollten Sie aus diesem Grund möglichst mittags zu sich nehmen. Wenn das nicht gehen sollte, versuchen Sie möglichst, vor 18 Uhr zu essen. Gerade wenn

Sie zu den Menschen gehören, die sich schon morgens »wie erschlagen« fühlen, kann dies ein entscheidender Schritt sein, um sich wacher und energievoller zu fühlen.

Ayurveda legt großen Wert auf die richtige Ernährung, stellt aber keine dogmatischen Regeln auf. Die individuellen Bedürfnisse sind auch sehr unterschiedlich, abhängig von Dosha-Typ, Lebensphase, Jahreszeit, emotionaler Befindlichkeit und vielen anderen Aspekten.

Wenn Ihnen öfters »etwas im Magen liegt«, überprüfen Sie neben Ihren seelischen Verdauungsmechanismen auch Ihre Essensrituale. Als »Ama« bezeichnet Ayurveda die Schlackenstoffe, die entstehen, weil das Verdauungsfeuer Agni überfordert ist. Sei es, weil wir für unseren Dosha-Typ schwer zu verarbeitende Nahrungsmittel zu uns nehmen, weil wir zu ungünstigen Zeiten oder zu unregelmäßig essen. Entstehen zu viele Ama, kann sich das unter anderem in chronischer Müdigkeit und Erschöpfung zeigen. Es ist dann besonders wichtig, dass Körper, Geist und Seele einer Reinigung unterzogen werden. Indizien für eine gestörte Verdauung sind zum Beispiel der Zungenbelag und unregelmäßiger Stuhlgang.

Stärken Sie Ihr Verdauungsfeuer durch leicht gekochte Lebensmittel und Kräuter und Gewürze!

Die vedische Empfehlung lautet:
Konzentrieren Sie sich auf Ihre Mahlzeiten und zelebrieren Sie sie!

Wasser ist unser Treibstoff

Geht es Ihnen auch so, dass Sie bei dem Thema gesunde Ernährung automatisch erst ans Essen denken? Die wenigsten von uns machen sich ebenso viel Gedanken über das Trinken. Dabei spielt die ausreichende Versorgung mit Flüssigkeit für den Erhalt eines gesunden Körpers – ja sogar für unser Überleben – eine bedeutend größere Rolle. Immerhin besteht unser Körper zu etwa zwei Dritteln aus Wasser. Wasser ist unser Treibstoff. Es transportiert Blut, Harn und Schweiß und dient als Lösungsmittel für alle Stoffe in den Zellen unseres Körpers. Damit sorgt das Wasser für die Regulierung der Körpertemperatur, für die Versorgung aller Körperregionen mit lebenswichtigen Nährstoffen und den Abtransport zahlreicher Abfallstoffe aus dem Körper.

Trinken Sie viel: Kräutertees oder auch einfach abgekochtes, heißes Wasser. Dieses hat eine stark reinigende Wirkung. Unter normalen Umständen sollten wir mindestens 1,5 bis 2 Liter Flüssigkeit durch Trinken zu uns nehmen. Trinken Sie vor oder nach dem Essen, zu der Mahlzeit aber nur kleine Mengen, da sonst der Magensaft zu sehr verdünnt wird. Es ist dabei wichtig, nicht erst zu trinken, wenn Sie Durst empfinden. Das Durstgefühl stellt sich ein, wenn wir mehr als 0,5 % unseres Gewichts in Form von Flüssigkeit verloren haben – das Flüssigkeitsniveau ist dann bereits zu niedrig.

Ayurvedische Tipps für eine gesunde Ernährung

- → Trinken Sie jeden Morgen auf nüchternen Magen ein großes Glas lauwarmes Wasser.
- → Kaufen Sie frische und saisonale Nahrungsmittel von bestmöglicher Qualität ein.
- → Informieren Sie sich beim Einkaufen über die Bedeutung der deklarierten E-Nummern in Lebensmitteln.

AYURVEDISCHE TIPPS FÜR EINE GESUNDE ERNÄHRUNG

- → Bereiten Sie das Essen mit Liebe zu, essen Sie in einer schönen Umgebung, auch das Auge darf sich freuen.
- → Verwenden Sie keine denaturierten Lebensmittel, keine Mikrowellen und wärmen Sie nichts auf.
- → Kochen Sie nicht mit tierischen Fetten, auch pflanzliche Fette sollten in Maßen verwendet werden.
- → Verwenden Sie keinen Industriezucker, süßen Sie alternativ mit Honig oder Ahornsirup.
- → Essen Sie bewusst und genießen Sie das Essen.
- → Kauen Sie jeden Bissen ausgiebig und speicheln Sie die Nahrung gut ein.
- → Essen Sie langsam, nicht zu viel und essen Sie nur, wenn Sie wirklich Hunger haben.
- → Essen Sie Rohkost wie Salat und Obst nur tagsüber.
- → Essen Sie Obst immer allein, kombiniert mit anderen Lebensmitteln verzögert sich die Verdauung.
- → Essen Sie abends leicht verdauliche Nahrungsmittel wie Gemüsesuppe oder Milchreis.
- → Essen Sie wenig tierisches Eiweiß, Soja ist eine gute Alternative.
- → Essen Sie nicht zu spät, am besten nicht nach 19 Uhr.
- → Meiden Sie Genussmittel in übermäßigen Mengen (wie z.B. Alkohol, Kaffee, Schwarztee und Schokolade).
- → Trinken Sie mindestens 2–3 Liter Flüssigkeit am Tag, am besten stilles Wasser.
- → Meiden Sie grundsätzlich kalte Getränke.
- → Trinken Sie nicht zum Essen, eine halbe Stunde vorher oder nachher ist empfehlenswert.
- → Meiden Sie phosphathaltige Getränke, wie koffeinhaltige Getränke oder Limonade.

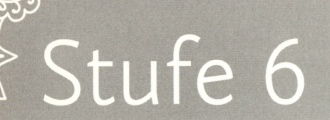

Stufe 6

Reinigung des Körpers

Entgiftung und Entschlackung

»*Lerne rechtzeitig, die Dinge um dich loszulassen. Darin liegt der Schlüssel zu wahrer Glückseligkeit.*«
Aus der Digha Nikaya

Die ayurvedische Heilkunst setzt bei starker Müdigkeit und Erschöpfung zunächst auf der körperlichen Ebene an. Wenn jemand einen sehr niedrigen Energielevel hat, hat es zunächst Priorität, ihn körperlich aufzubauen. Die ayurvedische Heilkunst geht davon aus, dass es für den Körper wesentlich normaler ist, vollkommen gesund zu sein, als krank, unbeweglich und kraftlos. Diese Aussage sollten wir uns verinnerlichen und sie sollte uns zum Umdenken anregen.

Ich habe Klienten erlebt, die nur noch Kraft für das Allernötigste in ihrem Leben aufbringen konnten und mit einer ayurvedischen Reinigungskur innerhalb weniger Wochen ihren Energiehaushalt stark verbessern konnten. Die körperliche Reinigung spielt im Ayurveda eine große Rolle. Müdigkeit und Erschöpfung sind immer ein Zeichen, dass der Organismus mehr Energie verbraucht, als er aufnehmen kann. Sehr oft ist er mit der Verarbeitung von Schadstoffen stark gefordert, die wir über verschiedene Wege zu uns nehmen.

Die ayurvedische Reinigung des Körpers gönnt dem Organismus eine Auszeit, die er Ihnen mit einem höheren Energielevel danken wird. Die Tipps, die Sie auf den folgenden Seiten finden, sind für jeden Dosha-Typ zur täglichen Reinigung geeignet. Die Reinigungsübungen lassen sich wunderbar in den Tag integrieren. Versuchen Sie, daraus ein tägliches Ritual zu machen. Irgendwann werden Sie nicht mehr darauf verzichten wollen. Die 15 Minuten, die Sie täglich investieren sollten, zahlen sich in vielfältiger Weise aus.

Die Lungenreinigung – Kapalabhati

Mit dieser Atemübung aus dem Yoga reinigen Sie Ihre Atemwege und versorgen Ihren Körper mit Sauerstoff und Energie. Wenn wir gestresst sind, atmen wir oft zu flach. Die Feueratmung – Kapalabhati – führt den Atem tief in den Bauchraum und massiert die dortigen Organe. Führen Sie diese Übung idealerweise morgens nach dem Aufstehen durch.

❶ Setzen Sie sich dazu bequem im Schneidersitz auf ein Kissen oder eine Decke. Die Wirbelsäule sollte aufgerichtet, der Kopf gerade, das Kinn leicht zum Brustkorb geneigt sein. Die Hände liegen locker auf den Knien.
❷ Schließen Sie die Augen und atmen Sie einige Male tief durch die Nase ein und aus, versuchen Sie dabei, tief in den Bauch zu atmen. Spüren Sie, wie sich die Bauchdecke beim Einatmen hebt und beim Ausatmen wieder senkt.

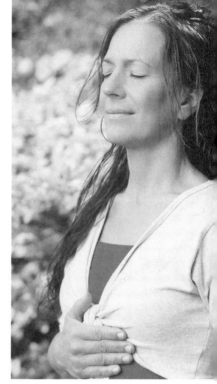

Atemübungen reinigen und stärken Sie!

❸ Atmen Sie schließlich nochmals tief ein und konzentrieren Sie sich ab jetzt etwa 20 Atemzüge nur noch auf das stoßartige Ausatmen. Der Bauch schnellt dabei zurück.
❹ Atmen Sie anschließend 1–2 Mal normal ein und aus. Dann atmen Sie bequem ein und füllen Sie die Lungen zu etwa drei Vierteln. Halten Sie nun die Luft für etwa 20 Sekunden an. Konzentrieren Sie sich auf den Punkt zwischen den Augenbrauen und Ihren Energiekanal – Ihre Wirbelsäule.
❺ Atmen Sie dann einige Male normal ein und aus und machen Sie dann noch 1–2 Kapalabhati-Runden.
❻ Spüren Sie anschließend einige Momente nach.

STUFE 6: REINIGUNG DES KÖRPERS

Die Zungenreinigung

Die Zunge spielt in der ayurvedischen Heilkunde eine wichtige Rolle. Alle wichtigen Organe haben auf der Zunge ihre Entsprechung. Ihr Belag kann Hinweise auf Erkrankungen geben.

Die ayurvedische Zungenreinigung am Morgen und am Abend ist fester Bestandteil der täglichen Reinigung. Während des Schlafes befreit sich unser Körper von Schadstoffen und Bakterien, die unter anderem im Mundraum landen. Auf der Zunge können sich die Toxine als meist weißlich-gelblicher Belag zeigen. Neben dem Reinigen der Zähne ist es daher sehr wichtig, die Zunge zu säubern.

Sie schaben dabei mit einem speziellen Zungenreiniger oder auch einem einfachen Löffel den Belag sanft von ihrer Zunge. Reinigen Sie Ihre Zunge von hinten nach vorn und achten Sie darauf, dass auch der hintere Bereich gereinigt wird.

Ölziehen
Wichtig: Spülen Sie anschließend den Mund gut aus. Mit dem Ziehen von hochwertigem Sesamöl können Sie diesen Effekt unterstützen: Nehmen Sie dazu nach der Zungenreinigung einen Löffel Öl in den Mund und ziehen sie ihn langsam durch die Zähne. Wiederholen Sie das etwa 2-3 Minuten, spucken Sie das Öl anschließend aus, spülen Sie den Mund mit klarem Wasser und putzen Sie Ihre Zähne.

Mit der Zungenreinigung kann man Erkältungskrankheiten vorbeugen, das Immunsystem stärken und sie hat einen positiven Effekt auf die Zahngesundheit.

Massage mit Rohseidenhandschuh

Unser Körper reinigt sich wie oben beschrieben in der Nacht. Um ihn dabei zu unterstützen und Schadstoffe abzutransportieren, ist eine Massage am Morgen fester Bestandteil des ayurvedischen Reinigungsrituals.

Bei der Trockenmassage ohne Öl mit dem Rohseidenhandschuh – Garshan genannt – wird der ganze Körper mit Ausnahme des Gesichts in sanften Kreisbewegungen massiert. Die Massage befreit die Haut von dem Film, der sich über Nacht auf ihr gebildet hat und öffnet die Poren.

Die Massage stimuliert Ihre Selbstheilungskräfte
Die Garshan ist eine belebende und stimulierende Anwendung mit vielfältiger Wirkung. So aktivieren die Bewegungen den Lymphfluss, straffen das Bindegewebe und regen das Herz-Kreislauf-System an. Nach der Massage sollten Sie in jedem Fall eine warme Dusche nehmen, damit die Toxine entfernt werden.

Sehr wohltuend ist auch eine morgendliche Massage mit aktivierenden Ölen. Sie ist besonders wirkungsvoll, wenn Sie ein speziell auf Ihren Dosha-Typ gemischtes Kräuteröl wählen.

Für Feueratmung, Massage und Zungenreinigung sollten Sie täglich morgens etwa 20 Minuten einplanen. Wenn Ihnen das zu viel ist, können Sie die Atemübung zum Beispiel nur jeden zweiten Tag durchführen.

Sie werden feststellen, dass sich mit diesen leicht durchzuführenden Ritualen eine große Wirkung erzielen lässt. Indem Sie sich von den nächtlichen Schlacken befreien, kann Ihre Lebensenergie (Prana) freier fließen, Sie fühlen sich wacher und vitaler. Idealerweise integrieren Sie in Ihre

STUFE 6: REINIGUNG DES KÖRPERS

morgendliche Routine zudem leichte Körperübungen, zum Beispiel den Sonnengruß, den Sie am Ende dieses Kapitels finden.

Die ideale Zeit zum Aufstehen
Gemäß der indischen Heiler ist die ideale Zeit für das morgendliche Aufstehen zwischen vier und sieben Uhr. Es dominiert dann Vata und damit eine große Leichtigkeit. Vielleicht haben Sie auch schon festgestellt, dass Sie eine Schwere über den Tag begleitet, je später sie aufstehen. Zwischen 6 und 10 Uhr ist Kapha-Zeit, die eher schwer und behäbig ist.

Die indischen Heiler empfehlen daher auch, das Frühstück erst nach 10 Uhr – zur Pitta-Zeit – einzunehmen: Denn dann beginnt das Verdauungsfeuer (Agni) erst richtig zu arbeiten. Bis 10 Uhr kann man mit dem Trinken warmen Ingwerwassers (Rezept Seite 126) den Körper bei der Reinigung und Ausscheidung unterstützen. Das Wasser kann auch den ganzen Tag weitergetrunken werden.

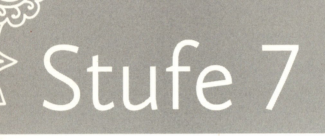
Stufe 7

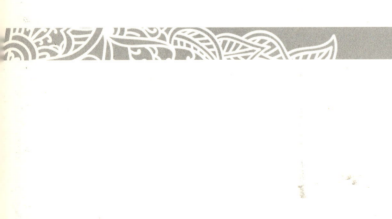

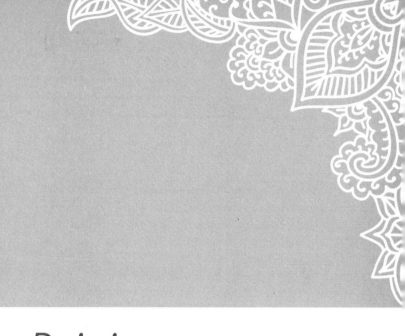

Reinigung der Seele

Befreien Sie sich von Ballast!

»Das Herz gleicht einem Garten. Es kann Mitgefühl oder Angst, Groll oder Liebe wachsen lassen. Was für Keimlinge willst Du darin anpflanzen?« Jack Kornfield

Ebenso wichtig wie die regelmäßige Reinigung des Körpers ist die Reinigung von Geist und Seele. Während wir in der westlichen Welt oft einen einseitigen Körperkult betreiben, geraten Geist und Seele darüber in Vergessenheit.

STUFE 7: REINIGUNG DER SEELE

Reinigen Sie Ihren Geist

Wenn wir zudem von Gefühlen sprechen, dann unterscheiden wir oft die »guten« – wie Liebe und Mitgefühl – und die »schlechten« – wie Hass oder Neid. Der Schriftsteller William Shakespeare schreibt in Hamlet: »An sich ist nichts weder gut noch böse. Das Denken macht es erst dazu.«

Er beschreibt damit einen wichtigen Grundsatz der ayurvedischen Philosophie: Alles, was da ist, hat in diesem Moment seine Berechtigung. Alle Gefühle dürfen da sein, auch Wut und Zorn. Erst, wenn unser Denken es als Problem wertet, wird es wirklich zum Problem. Denken Sie an eine Katze: In einem Moment kann sie unendlich zärtlich sein, im nächsten Moment wird sie zu einem kleinen Raubtier, das seine Krallen zeigt. Wir akzeptieren diese scheinbar gegensätzlichen Verhaltensweisen als natürlich. Auch wir sind ein Teil der Natur: Auch Sie dürfen ab und an Ihre Krallen zeigen!

Pitta-Menschen sind zum Beispiel sehr energievoll, sie haben eine ungemeine Kraft zu gestalten und zu lenken in sich. Wenn sie, aus welchen Gründen auch immer, aus dem Gleichgewicht geraten, kann sich diese Energie in starken Wutausbrüchen ihren Weg bahnen.

Wut und Zorn akzeptieren

Wenn Sie sich nun für diese Ausbrüche verurteilen, richten Sie die Energie endgültig gegen sich selbst und ein sehr ungesunder Kreislauf aus Selbstvorwürfen und noch stärkeren Wutausbrüchen kann beginnen. Gelingt es Ihnen aber, Ihre Wut und Ihren Zorn zu akzeptieren, werden Sie erstaunt feststellen, dass sie seltener werden. Es wird Ihnen mehr und mehr gelingen, Ihre Energie in Ihrem Sinn zu nutzen.

ÜBUNG ZUR REINIGUNG DER SEELE

Bei den beiden folgenden Übungen stehen daher zwei zentrale Aspekte im Mittelpunkt: nicht verurteilen und werten; und loslassen!

Übung zur Reinigung der Seele

Sie lernen mit dieser Übung, ein Sie belastendes Gefühl nicht in sich zu verschließen, sondern es raus- und damit loszulassen. Je öfter Sie diese Übung durchführen, desto weniger stark wird sich das Gefühl in der realen Situation zeigen.

❶ Ziehen Sie sich in einen geschützten Raum zurück, wo Sie niemand stört. Wählen Sie eines der Gefühle, das Sie derzeit häufig belastet. Zum Beispiel das Gefühl der Wut, wenn Sie sich von Ihrem Chef ungerecht behandelt fühlen.

❷ Schließen Sie Ihre Augen und stellen sich diese Situationen bildlich vor, so lange, bis sich das Gefühl einstellt. Sie sind jetzt in dieser Situation und sind wütend. Jetzt lassen Sie die Wut raus. Wenn es nötig ist, dass Sie dazu schimpfen, schreien oder auch toben müssen, dann tun Sie es. Schimpfen Sie, schreien Sie und toben Sie so lange, bis Sie das Gefühl haben, dass die ganze Wut draußen ist.

❸ Bewerten Sie Ihr Handeln nicht, sondern atmen Sie als Nächstes tief ein und aus. Konzentrieren Sie sich jetzt bitte nur auf die Atmung, so lange, bis Sie an nichts anderes denken als ein- und auszuatmen.

❹ Als Nächstes kommt ein sehr wichtiger Schritt. Sagen Sie laut und ruhig einige Male zu sich: »Ich darf wütend sein, das ist in Ordnung. Ich darf schimpfen, das ist in Ordnung. Ich darf toben, das ist in Ordnung.« Und falls Sie über Ihren Chef wütend waren, dann sagen Sie laut: »Mein Chef darf so sein, das ist in Ordnung so.«

STUFE 7: REINIGUNG DER SEELE

Vergessen Sie vor allen Dingen beim letzten Schritt nicht, dass Sie nur Ihre Gedanken positiv beeinflussen können und nicht die der anderen Personen.

Übung zur Nacht

Wie das Essen Reste auf unseren Zähnen hinterlässt und wir sie deshalb putzen, lässt auch der Alltag Spuren auf Geist und Seele zurück. Und es ist sehr wichtig, sich abendlich von diesen zu befreien. Tun wir das nicht, belasten sie uns über Nacht und wir beginnen den Tag schon müde und schlecht gelaunt.

Sehr empfehlen kann ich Ihnen die »Übung zur Nacht« im gleichnamigen Buch von *Tenzin Wangyal Rinpoche*. Nach einem Arbeitstag voller Stress und Druck ist es für uns ganz selbstverständlich, dass wir abends unseren Körper reinigen. Unser Geist und unsere Seele kommen dabei meist zu kurz.

Dabei haben Sie den ganzen Tag Höchstleistungen vollbracht: Unser Geist hat Probleme gewälzt, unsere Gedanken kreisen um die aktuellen Projekte, wir waren kreativ, standen unter Druck, haben mit anderen Menschen kommuniziert, in den Bildschirm gestarrt, vielleicht wurden wir kritisiert oder haben selbst andere Menschen kritisiert.

Die folgende Übung ist sehr effektiv und sehr einfach in das abendliche Ritual zu integrieren.

❶ Pflegen Sie zunächst Ihren Körper und kommen Sie zur Ruhe, etwa indem Sie ein warmes Bad oder eine warme Dusche genießen, eine Räucherkerze entzünden und Entspannungsmusik hören.

❷ Achten Sie auf die Empfindungen des Körpers und legen Sie sich zu Bett.

ÜBUNG ZUR NACHT

❸ Nehmen Sie sich nun ein paar Minuten Zeit, um sich Ihrer körperlichen, geistigen und seelischen Ebenen bewusst zu werden und sie in Einklang zu bringen.

❹ Richten Sie sich auf Erfahrungen von Freude, Glück und Dankbarkeit aus. Geben Sie sich einem Gefühl der Liebe und des Mitgefühls für sich selbst und für Ihre Mitmenschen hin.

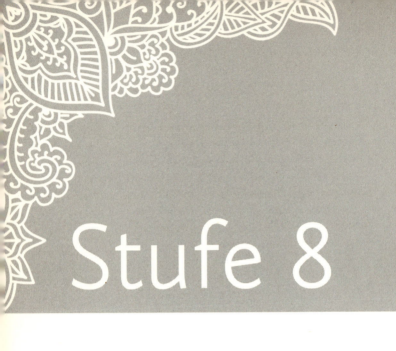

Stufe 8

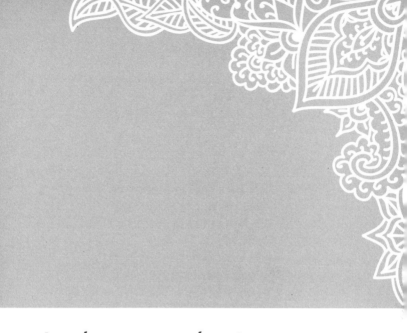

Achtsamkeit im Alltag

Das beste Mittel gegen Stress und Erschöpfung

»*Achtsamkeit strebt nichts an. Sie sieht einfach, was bereits da ist.*« Mahathera Gunaratana

Achtsamkeit oder Gegenwärtigkeit sind in unserer gehetzten Gesellschaft ein rares Gut. Viele von uns hetzen von Termin zu Termin und selbst während der Zeit dazwischen sind sie mit diesen und jenen Aufgaben beschäftigt, Momente der Ruhe stehen nicht auf dem Plan.

STUFE 8: ACHTSAMKEIT IM ALLTAG

Im Hier und Jetzt sein

Ein Bekannter, der beruflich sehr viel unterwegs ist, erzählte mir neulich von seinen Autofahrten, oft über mehrere Hundert Kilometer. Mit seiner Freispracheinrichtung führt er Geschäftsbesprechungen und ist dann oft vollkommen gerädert, wenn er an seinem Ziel ankommt. Kein Wunder: Das, was eigentlich seine Hauptbeschäftigung sein sollte – die Konzentration auf den Straßenverkehr – erfolgt quasi nebenher. Er weiß oft nichts mehr von der Fahrt, nach all den vielen Gesprächen, die er währenddessen geführt hat.

Mit Geist und Seele bei einer Sache sein

Mir ist klar: Viele von Ihnen arbeiten in Berufen, in denen diese Art des Multitaskings von Ihnen erwartet wird. Trotzdem sollten wir uns bewusst machen, wie stark wir Körper, Geist und Seele damit belasten. Und wir sollten versuchen, wann immer es uns möglich ist, als Ausgleich achtsam und bewusst im Moment zu sein.

Achtsamkeit ist einer der besten Stresskiller überhaupt. Wer aufmerksam und bewusst mit der Zeit, den Mitmenschen und vor allem mit sich selbst umgeht, stellt schnell fest, dass er sich energievoller und sehr viel wohler in seiner Haut fühlt.

Das wahre Selbst

Ayurveda geht wie viele andere spirituelle Richtungen davon aus, dass der Mensch einen Kern hat, der unveränderbar ist.

Die Christen nennen ihn die Seele, Ayurveda spricht vom wahren oder höheren Selbst.

Das Sanskrit-Wort für Gesundheit ist »Swasthya«, was so viel wie »in sich selbst ruhen« bedeutet.

Auch wenn Sie aktuell sehr müde und erschöpft sind, machen Sie sich klar: Tief in Ihrem Inneren ist ein starker, vollkommener Kern, der unveränderbar, unverletzbar ist – ganz egal, wie Sie ihn nennen. Er war da, als Sie auf diese Welt gekommen sind und er wird genauso da sein, wenn Sie von dieser Welt gehen. Er ist nicht gestresst, nicht müde und erschöpft, sondern voller Energie und Tatendrang. Je öfter Sie mit diesem Selbst in Kontakt kommen, desto weniger stressanfällig werden Sie werden.

Sie bekommen so Zugang zu einer tiefen Seinsebene und können sich wirklich auf Ihr Urteil verlassen – mehr als auf jedes andere. Um ein tief verwurzeltes Selbstvertrauen aufzubauen, ist die Auseinandersetzung mit tieferen Bewusstseinsebenen unerlässlich. Ganz selbstverständlich und aus Ihrem tiefsten Inneren heraus werden Sie so erleben, wie es für Ihren Körper, Ihren Geist und Ihre Seele stimmig ist.

Um zu Ihrem wahren Selbst zu finden, müssen Sie im Grunde weder meditieren noch Yogaübungen machen. Wenn Sie spazieren gehen, kochen, putzen, ganz egal, was Sie machen, und es gelingt Ihnen, ganz bei sich und im Moment zu sein, dann ist das ebenso heilsam. Konzentrieren Sie sich auf das, was Sie tun. Führen Sie Ihre Handgriffe oder Ihre Schritte möglichst bewusst aus!

Ein wunderbares Sprichwort aus dem Zen-Buddhismus lautet: »*Wenn ich gehe, gehe ich. Wenn ich sitze, sitze ich. Wenn ich esse, esse ich.*«

Für die meisten von uns bedarf es aber doch einiges an Training, um ganz im Moment zu sein.

STUFE 8: ACHTSAMKEIT IM ALLTAG

Yoga und Meditation

Die ayurvedischen Disziplinen Yoga und Meditation helfen Ihnen dabei, sich auf Ihr Innerstes zu konzentrieren. Während Hatha-Yoga über die Konzentration auf Körperübungen (Asanas) lehrt, die Gedanken zu kontrollieren und achtsamer zu werden, geht die Meditation den direkten Weg über das Versenken in das Innere.

Auch hier gibt es verschiedene Methoden, etwa Atem- und Gehmeditationen. Der Atem als Sinnbild des stetigen Lebensflusses und der Energie (Prana), die durch den Körper fließt, spielt in Yoga und Meditation eine große Rolle. Er ist der Anker, der in Phasen großer Herausforderungen zu uns selbst zurückkommt.

Mediziner nennen das Bewusstsein, das man durch Yoga und Meditation erreichen kann, den »Alpha-Zustand«. Die Hirnströme bewegen sich dabei in einer Frequenz zwischen 8 und 13 Hertz. Wir sind zwar geistig klar und aufnahmefähig, das Gehirn arbeitet sehr effektiv, aber zugleich in völliger Ruhe und in gutem Kontakt mit unserem Unterbewusstsein und unserer Intuition. Unser gesamtes Potenzial steht uns zur Verfügung.

Ganz anders ist der Beta-Zustand, in dem sich die meisten Menschen tagsüber befinden. Er entspricht innerlichem und äußerlichem Angespanntsein und Entscheidungen, die vorwiegend auf der Verstandesebene zustande kommen. Auf dieser Frequenz denken und agieren wir oft wie mit Scheuklappen, weil wir uns unbewusst durch den hohen Stresslevel immer in einer Rücken-zur-Wand-Verteidigungshaltung fühlen. Muskelverspannungen und Kopfschmerzen sind häufig die negativen Folgen, die daraus resultieren. Es dominiert die linke Gehirnhälfte.

Zehn Minuten täglich reichen
Für Ihre seelische und körperliche Gesundheit ist es sehr wichtig, dass Sie möglichst häufig den Alpha-Zustand erreichen. Es genügen schon zehn Minuten täglich, um Ihre Konzentrationsfähigkeit, Ihre Stressresistenz, Leistungsfähigkeit und Kreativität ganz erheblich zu steigern. Sie werden dabei vielleicht zunächst nicht nur angenehme Erfahrungen machen und auf Widerstände stoßen.

Gewohnheiten können uns stark im Griff haben und sind manchmal nur schwer abzulegen. Aber es funktioniert, wenn Sie am Ball bleiben und einen sehr wichtigen ayurvedischen Grundsatz beherzigen: *Alles, was da ist, darf da sein.* Wenn Sie Angst haben, genervt sind, Misstrauen spüren oder ähnliche Gefühle hochkommen – versuchen Sie, sie anzunehmen.

Die Energiezentren unseres Körpers

Die Chakren sind die sieben Energiezentren unseres Körpers, sie sind entlang unseres Energiekanals, der Wirbelsäule, und reichen bis zum Scheitel. In den vedischen Schriften sind die Chakren als Energieräder beschrieben, die Körper, Geist und Seele mit Energie versorgen.

Jedem der Energiezentren werden verschiedene Farben, Elemente, Töne, Eigenschaften zugeschrieben. Je höher die Energie steigt, desto weniger materiell ist sie; das heißt, die Energie wird immer feinstofflicher.

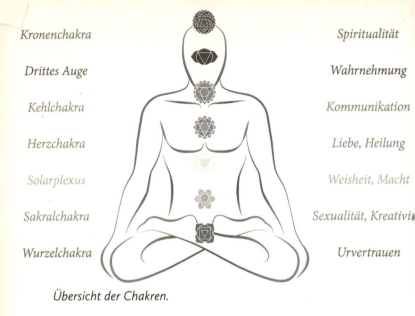

Kronenchakra	Spiritualität
Drittes Auge	Wahrnehmung
Kehlchakra	Kommunikation
Herzchakra	Liebe, Heilung
Solarplexus	Weisheit, Macht
Sakralchakra	Sexualität, Kreativi[tät]
Wurzelchakra	Urvertrauen

Übersicht der Chakren.

Das erste Chakra – Wurzelchakra

Das erste Chakra befindet sich am Beginn unserer Wirbelsäule, in der Höhe des Steißbeins. Es ist der Hauptlieferant unseres gesamten Energiesystems, sein Element ist die Erde, sein Sinn der Geruch. In den Veden wird die Energie des ersten Chakras, dargestellt durch eine zusammengerollte Schlange, die Kundalini-Energie genannt.

Wenn Sie sich sehr erschöpft fühlen, sollten Sie immer zunächst das erste Chakra auffüllen. Etwa, indem Sie die Farbe Rot visualisieren, rote Kleider oder Steine tragen (z.B. Granat, Rubin), erdverbundene Tätigkeiten (z.B. Gartenarbeit, Laufen) oder entsprechende Gerüche wählen (z.B. Nelke, Rosmarin).

> Die Affirmation des ersten Chakras lautet:
> »Ich stehe mit beiden Beinen im Leben.«

DIE ENERGIEZENTREN UNSERES KÖRPERS

Das zweite Chakra – Sakralchakra

Das zweite Chakra befindet sich zwischen Schambein und Nabel und gilt als der Sitz unserer Kreativität und Sexualität. Sein Element ist das Wasser, seine Farbe Orange, sein Sinn der Geschmack. Die Steine Bernstein und Karneol sowie die Aromen Kardamom, Sandelholz und Ylang Ylang stützen das zweite Energiezentrum unseres Körpers.

Die Affirmation des zweiten Chakras lautet:
»*Ich stehe zu meinen Bedürfnissen und gehe auf den anderen zu.*«

Das dritte Chakra – Solarplexus

Unser drittes Energiezentrum liegt oberhalb des Bauchnabels. Sein Element ist das Feuer, seine Farbe ist Gelb, sein Sinn das Sehen. Dieses Chakra hat viel mit einem gesunden Selbstwertgefühl, der eigenen Identität, dem Durchsetzungsvermögen und ganz allgemein mit dem Umgang mit unseren Gefühlen zu tun. Steine wie Tigerauge, Edeltopas und Bernstein sowie Aromen wie Bergamotte oder Lavendel stützen das Chakra.

Wer sich in seinem Beruf ohnmächtig fühlt und sich dem Stress und den vielen Aufgaben hilflos ausgeliefert sieht, sollte am dritten Chakra arbeiten. Atemübungen können dabei helfen, es zu harmonisieren.

Die Affirmation des dritten Chakras lautet:
»*Ich bin ich.*«

Das vierte Chakra – Herzchakra

Das vierte Chakra liegt in der Mitte des Brustkorbes. Sein Element ist die Luft, seine Farbe Rosa, sein Sinn das Tasten. Dieses Energiezentrum steht für Liebe, Wärme, Offenheit

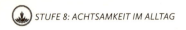

STUFE 8: ACHTSAMKEIT IM ALLTAG

und Mitgefühl. Die Steine Rosenquarz, Turmalin und Jade sowie die Gerüche Rosenöl, Basilikum und Thymian können dieses Chakra unterstützen.

Die Affirmation des vierten Chakras lautet:
»*Ich bin mit allen fühlenden Wesen verbunden.*«

Das fünfte Chakra – Kehlchakra

Das fünfte Energiezentrum hat seinen Sitz an der kleinen Vertiefung am oberen Ende des Brustbeins. Seine Farbe ist Hellblau, sein Element ist der Äther, sein Sinn ist das Hören. Die Steine Aquamarin, Türkis, Chalzedon sowie die Aromen Fichtennadel, Salbei und Eukalyptus können dieses Chakra harmonisieren.

Die Affirmation des fünften Chakras lautet:
»*Ich drücke mich ehrlich aus.*«

Das sechste Chakra – Drittes Auge

Das sechste Chakra, auch bekannt als Drittes Auge, befindet sich zwischen den Augenbrauen. Der materielle Bereich ist nun überwunden, daher wird dem sechsten und auch dem siebten Chakra kein Element zugeordnet.

Die Farbe des Dritten Auges ist Indigoblau, der Sinn ist der sogenannte sechste Sinn oder die Intuition. Die Steine Lapislazuli, Amethyst und der blaue Saphir sowie die Gerüche Jasmin, Minze und Patchouli stützen dieses Energiezentrum. Alle Meditations- und Atemübungen wirken auf das sechste Chakra.

Die Affirmation des sechsten Chakras lautet:
»*Ich bin für mein Leben verantwortlich. Ich vertraue meiner inneren Stimme.*«

Das siebte Chakra – Kronenchakra

Das siebte oder Kronenchakra liegt am Scheitel. Es werden ihm die Farben Weiß, Gold und Violett zugeordnet. Die Steine Bergkristall, Amethyst und Diamant sowie der Geruch des Weihrauchs können unser höchstes Energiezentrum stützen. Alle Meditations- und Atemübungen wirken auf das siebte Chakra.

Themen des siebten Chakras sind das reine Sein, Respekt für die eigene Existenz und die Existenz von anderen sowie Tugenden wie Liebe, Wahrhaftigkeit, Großzügigkeit.

Das Kronenchakra vereinigt alle anderen Chakren miteinander und steht somit über ihnen. Es ist ein Sinnbild für die Verbindung des Menschlichen mit dem Göttlichen.

Die Affirmation des siebten Chakras lautet:
»Dein Wille geschehe.«

Für die Gesundheit von Körper, Geist und Seele sind alle Chakren gleichermaßen von Bedeutung. Wer häufig müde und erschöpft ist, der sollte stets damit beginnen, die ersten beiden Energiezentren zu harmonisieren und so ein stabiles Fundament zu schaffen.

Die folgende Chakra-Meditation ist besonders wirkungsvoll, wenn Sie sie täglich morgens oder abends in Ihren Tagesablauf einbauen. Wenn Sie einmal mehr Zeit haben, können Sie mehrere Durchgänge machen und die Visualisierung der Farben durch das Wiederholen der jeweiligen Chakra-Affirmation (im Geist oder auch laut) ersetzen. Vielleicht ist Ihnen bei der Beschreibung der Chakren aufgefallen, dass ein Energiezentrum spezielle Unterstützung benötigt; Sie können dann bei einer weiteren Meditationsrunde nur dieses eine Chakra stärken.

STUFE 8: ACHTSAMKEIT IM ALLTAG

Chakra-Meditation (Dauer: etwa drei Minuten)

❶ Nehmen Sie in lockerer Kleidung eine bequeme Haltung ein. Legen Sie sich entweder entspannt auf den Rücken oder setzen Sie sich mit aufrechter Wirbelsäule hin. Sie können sich im Schneidersitz auf den Boden oder auf einen Stuhl setzen. Wenn Sie sitzen, legen Sie die Hände auf die Knie und bringen Daumen und Zeigefinger aneinander. Achten Sie darauf, dass Ihre Schultern entspannt sind.

❷ Schließen Sie nun die Augen und atmen Sie einige Atemzüge ruhig ein und aus. Atmen Sie durch die Nase. Nehmen Sie wahr, wie sich die Bauchdecke bei jedem Atemzug hebt und senkt.

❸ Richten Sie nun Ihre Aufmerksamkeit auf das erste Chakra am unteren Ende der Wirbelsäule. Stellen Sie sich einen Kelch vor, den Sie mit rotem Licht füllen. Verweilen Sie 2–3 Atemzüge.

❹ Wandern Sie nun weiter zum zweiten Chakra zwischen Schambein und Bauchnabel. Füllen Sie den Kelch mit orangem Licht. Verweilen Sie 2–3 Atemzüge.

❺ Wandern Sie nun weiter zum dritten Chakra oberhalb des Bauchnabels. Füllen Sie den Kelch mit gelbem Licht. Verweilen Sie 2–3 Atemzüge.

❻ Gehen Sie nun zum vierten Chakra in Höhe des Herzens und stellen Sie sich ein rosafarbenes Licht vor, mit dem Sie den Kelch füllen. Verweilen Sie 2–3 Atemzüge.

❼ Jetzt das fünfte Chakra am oberen Ende des Brustbeins. Füllen Sie den dortigen Kelch mit hellblauem Licht. Verweilen Sie 2–3 Atemzüge.

❽ Wandern Sie nun weiter zum sechsten Chakra, zum Dritten Auge zwischen den Augenbrauen. Füllen Sie den Kelch mit indigofarbenem Licht. Verweilen Sie 2–3 Atemzüge.

❾ Richten Sie nun Ihre Aufmerksamkeit auf das siebte Chakra auf Ihrem Scheitel. Stellen Sie sich dort eine kleine Öffnung vor, durch die goldenes Licht in Sie strömt und sich in den folgenden Atemzügen über den ganzen Körper verteilt. Verweilen Sie 2–3 Atemzüge.

Der Sonnengruß

Die Veden empfehlen verschiedene Yoga-Übungen (Asanas), mit denen Energie-Blockaden abgebaut werden können. So wird den Energien ein freier Fluss durch den Körper ermöglicht. Die Asanas wirken gleichermaßen auf Körper, Geist und Seele. Es ist sehr wichtig, dass die Übungen korrekt ausgeführt werden. Wer Yoga praktiziert, lernt damit automatisch Achtsamkeit: Die volle Konzentration auf die Übungsabläufe bringt nach und nach den Geist zur Ruhe.

Am besten sollten Sie Yoga bei einem der ausgebildeten Yogalehrer erlernen, die es in jeder Stadt gibt. Einzelne Übungen wie den Sonnengruß, den ich Ihnen weiter unten vorstelle, können Sie aber auch ohne Lehrer in Ihren Alltag integrieren. Wichtig ist Regelmäßigkeit: Üben Sie lieber täglich 5 Minuten, als einmal in der Woche eine Stunde.

Der Sonnengruß ist eine hervorragende Übung, mit der Sie Ihre Lebensenergien vitalisieren und Achtsamkeit erlernen können. Führen Sie den Sonnengruß zunächst sehr langsam, wie in Zeitlupe, aus. Achten Sie darauf, dass Sie die Positionen wirklich korrekt ausführen. Wichtig ist der beschriebene Atemrhythmus bei den einzelnen Positionen. Wenn Sie anfangs zwischenatmen müssen, ist das vollkommen in Ordnung. Beginnen Sie immer rechts.

Mit zunehmender Übung gehen die 12 Stellungen immer mehr fließend ineinander über. Versuchen Sie nur durch die Nase ein- und auszuatmen. Führen Sie den Sonnengruß im Wechsel zwischen rechter und linker Seite sechs Mal durch.

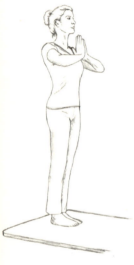

Ausgangsstellung:
Stellen Sie sich aufrecht hin. Die Füße stehen geschlossen nebeneinander. Drücken Sie jetzt die Handflächen vor der Brust in der Gebetshaltung gegeneinander. Achten Sie darauf, dass Sie dabei nicht die Schultern hochziehen und kein Hohlkreuz bilden. Rücken und Hinterkopf bilden eine gerade Linie. Halten Sie die Stellung ein paar Sekunden lang. Atmen Sie dabei tief ein und aus.

2. Position:
Atmen Sie dann durch die Nase ein und strecken Sie dabei langsam die Arme über den Kopf nach hinten. Schauen Sie nach oben. Atmen Sie gleichmäßig weiter. Achten Sie darauf, dass sich der Brustkorb weit öffnet.

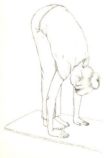

3. Position:
Atmen Sie aus und beugen Sie sich dabei mit geradem Rücken nach vorn. Legen Sie die Hände etwa schulterbreit auseinander

DER SONNENGRUSS

fest auf den Boden. Achten Sie darauf, dass alle Finger und der Daumen aneinanderliegen. Schauen Sie zum Bauchnabel. Die Beine sind gestreckt. Sollten Sie so nicht mit den Händen auf den Boden kommen, dann winkeln Sie die Beine leicht an. Wichtiger ist, dass beide Hände fest auf dem Boden liegen. Atmen Sie durch die Nase ein, durch den Mund aus.

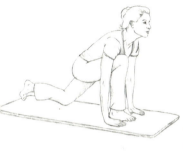

4. Position:
Atmen Sie ein, gehen Sie langsam in die Hocke und strecken dabei das linke Bein nach hinten. Die Fußzehen und das Knie liegen auf dem Boden und dienen als Stütze. Schauen Sie nach oben und atmen Sie gleichmäßig weiter.

5. Position:
Atmen Sie aus, strecken Sie dabei das rechte Bein nach hinten und den Po nach oben. Die Fersen stehen fest auf dem Boden. Die Beine sind durchgestreckt und der Rücken ist gerade. Bleiben Sie ein paar Sekunden lang in der Stellung. Atmen Sie dabei tief ein und aus. Diese Stellung nennt sich »der Hund«.

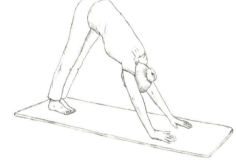

6. Position:
Atmen Sie dann aus, senken Sie dabei langsam Ihren Körper, sodass Knie, Brust und Kinn nacheinander den Boden berühren, jedoch nicht das Becken. Bleiben Sie ein paar Sekunden lang in der Haltung. Atmen Sie gleichmäßig weiter.

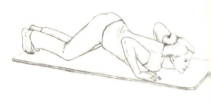

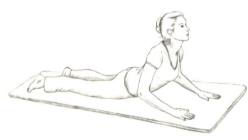

7. Position:
Atmen Sie ein und drücken Sie Ihren Oberkörper mit den Händen nach oben. Das Becken bleibt auf dem Boden. Legen Sie den Kopf in den Nacken. Bleiben Sie ein paar Sekunden lang in der Stellung und atmen Sie gleichmäßig weiter. Achten Sie darauf, dass Beine und Po locker sind. Diese Stellung nennt sich »die Kobra«.

8. Position:
Drücken Sie sich dann mit Händen und Füßen wieder in die 5. Position. Atmen Sie dabei aus.

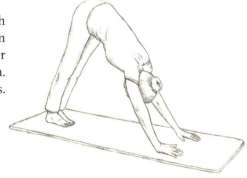

DER SONNENGRUSS

9. Position:
Machen Sie dann langsam mit dem linken Fuß einen großen Schritt nach vorn. Atmen Sie dabei ein. Bleiben Sie ein paar Sekunden lang in der Stellung und atmen Sie gleichmäßig weiter.

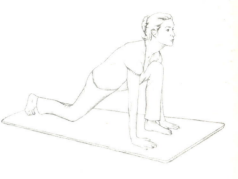

10. Position:
Atmen Sie aus, führen Sie den rechten Fuß neben den linken und strecken den Po nach oben. Die Hände bleiben an derselben Stelle liegen (wie Position 3).

11. Position:
Atmen Sie dann ein und strecken Sie dabei langsam die Arme über den Kopf nach hinten.

12. Position:
Atmen Sie aus und schließen Sie den Zyklus in der Ausgangsstellung. Drücken Sie die Handflächen vor der Brust gegeneinander. Bevor Sie den nächsten Sonnengruß starten, bleiben Sie einen Moment in der Ruhestellung stehen und atmen Sie tief durch.

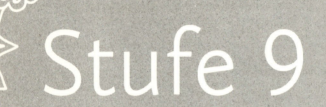

Die Energie-
programme

Individuelle Kraftquellen für die drei Doshas

»Wichtig ist es zu erkennen, dass ich selbst Einfluss habe
auf die Realität, die ich erfahre.«
Tarab Tulku Rinpoche

So wie wir regelmäßig unsere Wohnung oder das Auto putzen, empfehlen wir im Ayurveda, mindestens ein bis zwei Mal pro Jahr eine innere und mentale Reinigung durchzuführen. Diese innere Reinigung stärkt zudem Ihr Immunsystem.

STUFE 9: DIE ENERGIEPROGRAMME

Ihr persönliches Energieprogramm

Um Körper, Geist und Seele auf ein Energielevel zu bringen oder es zu erhalten, auf dem wir uns wohl und leistungsfähig fühlen, sollten Ernährung und körperliche Aktivität zur individuellen Dosha-Konstitution passen.

Auf den folgenden Seiten finden Sie ein zehntägiges Entschlackungsprogramm für alle drei Doshas sowie ein darauf aufbauendes Ernährungs- und Aktiv-Programm, das auf die drei Doshas zugeschnitten ist. Bitte verstehen Sie diese Tipps als Impulse und wählen Sie aus, was sich für Sie richtig anfühlt. Sie selbst haben das beste Gespür dafür, was Ihnen guttut. Ayurveda ist nicht dogmatisch an starre Regeln gebunden. Im Mittelpunkt steht, dass Sie sich gut fühlen und Ihr Energiepotenzial ausschöpfen können!

Nach den Entschlackungstagen ist ein guter Zeitpunkt, Ihre Ernährungsgewohnheiten neu zu überdenken. In der Regel fühlen Sie sich nach der Entgiftung voller Energie.

Indem Sie künftig mit größerer Achtsamkeit Ihre Ernährung zusammenstellen und sie zu sich nehmen, können Sie diesen Zustand beibehalten. Sie haben bereits erfahren, dass nicht alles, was in den westlichen Gesellschaften gemeinhin als gesund gilt, für Ihr Dosha förderlich sein muss. Auf den folgenden Seiten finden Sie eine Auswahl an Lebensmitteln, die Ihr Dosha unterstützen und stärken.

Wie immer im Ayurveda gilt: Seien Sie nicht dogmatisch und kasteien Sie sich nicht! Es geht darum, ein gesundes Bewusstsein dafür zu entwickeln, was Ihnen guttut. Wenn Sie auch mal Lust auf andere Lebensmittel haben – genießen Sie sie und machen Sie sich kein schlechtes Gewissen! Es gibt keine Verbote, das Programm zielt nicht auf Enthaltsamkeit ab. Ihre innere Reinigung sollten Sie mit Freude verbinden!

Die Rezepte für die Doshas wurden von Gudrun Glock, Ayurveda-Köchin, Ernährungs- und Gesundheitsberaterin, zusammengestellt. Gewürze und andere Zutaten sind entsprechend den zu bevorzugenden Eigenschaften der Nahrungsmittel so ausgewählt, dass sie das jeweilige Dosha nicht erhöhen. Als Eiweißlieferant können Hülsenfrüchte, zum Beispiel Mungbohnen, dienen, die von allen Typen gut vertragen werden. Die Rezeptvorschläge sehen drei Mahlzeiten pro Tag vor: einen ayurvedischen Frühstücksbrei (warmes Getreide), ein Mittagessen, bestehend aus gemischten Gemüsen mit Beilage, und eine Abendsuppe.

Entschlackungsprogramm

Wenn Sie gestresst, müde, dauererschöpft oder sich auf andere Art und Weise nicht gut fühlen, deutet dies immer auf ein Ungleichgewicht der Lebensenergien hin. Ayurvedische Ärzte reinigen den Körper dann zunächst mit der sogenannten »Panchakarma-Kur«. Mit verschiedenen Maßnahmen wie Ölmassagen, Fasten und Ausleitung wird der Körper entgiftet, und es werden die Selbstheilungskräfte des Körpers angeregt. So wird eine langfristige Gesundung erreicht.

Bevor Sie mit der Reinigungs- und Entschlackungskur beginnen, lesen Sie bitte die Anweisungen sorgfältig durch. Sie sollten zudem zur Sicherheit mit Ihrem behandelnden Arzt sprechen. Falls Sie bei einem Ayurveda-Therapeuten in Behandlung sind, besprechen Sie die Anwendungen auch mit ihm.

Eine kompakte Alternative zu Panchakarma
Im Ayurveda wird eine mehrwöchige, tief gehende Ayurveda-Entschlackungskur mindestens ein bis zwei Mal im

Jahr empfohlen. Wenn Sie keine Möglichkeit haben, eine intensive Panchakarma-Kur zu machen, bietet Ihnen das im Folgenden beschriebene Reinigungsprogramm eine kompakte, effektive Alternative.

Eine Reinigung optimiert Ihre Verdauungskraft (Agni). Dadurch schaffen Sie für den Organismus die Basis, die Nahrung optimal zu verwerten. So können alle Organe und der gesamte Körper gut versorgt sowie Abfallstoffe (Schlacken/Toxine) täglich vollständig ausgeschieden werden. Zusätzlich verschafft Ihnen diese Entschlackungs- und Entgiftungskur Erdung, Stärke, Energie und Vitalität. Allgemein verbessert sie die Körperfunktionen, stärkt das Immunsystem und setzt innere Heilkräfte frei.

Was brauchen Sie für die Entschlackungstage?

Ayurvedischer Zungenreiniger, -schaber
Er befreit die Zunge von täglichen Toxinen, Schlackstoffen und Bakterien, die sich über Nacht gebildet haben. Reinigen Sie täglich vor dem Zähneputzen die Zunge damit.

Sesamöl
Eine Öl-Mundspülung (Gandusha) ist die ideale sanfte Mundhygiene zur täglichen Reinigung. Sie können generell Sesamöl benutzen oder eine typgerechte Mundspülung verwenden. Eine ayurvedische Mundspülung bindet die Schlacke im Mund, die dadurch nicht mehr in den Blutkreislauf gelangen kann.

Nehmen Sie täglich vor dem Zähneputzen einen Teelöffel Öl in den Mund, einige Minuten durch den Mund wirbeln lassen und danach ausspucken. Bitte nicht herunterschlucken!

WAS BRAUCHEN SIE FÜR DIE ENTSCHLACKUNGSTAGE?

Rohseidenhandschuh
Die »Garshan«-Körpermassage, eine Trockenmassage mit einem Rohseidenhandschuh, stimuliert sanft die Durchblutung des Bindegewebes, aktiviert die Lymphdrainage – besonders zum Abbau von Schlacken (Ama) oder zur Kapha-Reduzierung und Gewichtsabnahme. Durch die Massage wird der Kreislauf angeregt, und durch den Peeling-Effekt werden trockene, abgestorbene Hautschüppchen beseitigt. Führen Sie die Trockenmassage täglich vor dem Duschen durch.

Körperöl (Vata-, Pitta- oder Kapha-Öl)
Während der Entschlackungskur verwenden Sie das Körperöl täglich vor dem Duschen. Eine regelmäßige Ölmassage (Abhyanga) belebt den Stoffwechsel und die Ausscheidungsfunktionen der Haut. Sie bindet die Schlacke, reinigt und pflegt die Haut, regt den Kreislauf an, kräftigt die Muskulatur, beugt Krankheiten vor und stärkt das zentrale Nerven- und Immunsystem. Massieren Sie täglich vor dem Duschen den ganzen Körper damit ein.

Ingwerwurzel
Ingwer wirkt anregend auf den Verdauungstrakt, verhindert die Ansammlung von Schlacken und Toxinen (Ama) im Körper, stärkt das Immunsystem und hat eine verjüngende Wirkung. Verwenden Sie Ingwer während der Entschlackungszeit zum Kochen in jedem Gericht. Trinken Sie täglich mindestens zwei Liter warmes Ingwerwasser (Rezept Seite 126).

Ghee
Ghee (Rezept Seite 125f.) stärkt die Verdauungskraft und verbessert die Aufnahme der Nährstoffe, dient der Entgiftung des Körpers, bindet Schlacke und leitet sie aus. Die allgemeine

Lebenskraft im Körper wird gesteigert. Verwenden Sie Ghee während der Entschlackungszeit zum Kochen in jedem Gericht.

Mung-Dal-Bohnen »grün«
Die Bohnen helfen, die Verdauung wieder in Ordnung zu bringen und die angesammelte Schlacke schonend auszuleiten. Mung-Dal-Bohnen sind ein wichtiger Bestandteil ayurvedischer Ernährung und werden wegen ihrer leichten Verdaulichkeit sehr geschätzt. Sie sind für jeden Konstitutionstyp geeignet und dienen der Entschlackung und Heilernährung im Ayurveda. Verwenden Sie sie täglich zum Kochen in jedem Gericht.

Die Vorgehensweise

Um während des Programms Ama (Schlackstoffe, Toxine) effektiv und sicher auszuscheiden, ist es sehr wichtig, den Körper vor dem eigentlichen Fasten gut vorzubereiten. Essen Sie für vier Tage lediglich Mungbohnen-Suppe (Rezept Seite 127). Speziell die grünen Mungbohnen binden die Schlacke. Sie sind ideal, um Toxine zu beseitigen, das Verdauungsfeuer zu stimulieren, Schwellungen zu reduzieren und sowohl Leber, Gallenblase als auch die Gefäße zu reinigen. Die Suppe kann während des ganzen Tages gegessen werden, aber nur, wenn Sie tatsächlichen Hunger haben und die vorherige Mahlzeit vollständig verdaut worden ist. Wenn beim Trinken von heißem Wasser oder Ingwerwasser der Geschmack des letzten Essens hochkommt, ist die Verdauung noch nicht abgeschlossen. Halten Sie sich bei Ihrer Entschlackungs- und Entgiftungskur an die beschriebenen Schritte, und bereiten Sie den Körper zunächst gründlich vor.

Nach diesen vier Suppentagen folgt dann ein ganzer Tag Totalfasten mit einem speziellen Fastentrunk und Kräutertee (Rezepte Seite 130). Danach, am Morgen des sechsten Programmtages, wird das Fasten gebrochen, indem Sie etwas Mand (Rezept Seite 128f.) essen.

Wieder an normales Essen gewöhnen
An den darauffolgenden vier Tagen (7. bis 10. Programmtag) sollte die Diät befolgt werden, die in Phase drei beschrieben ist. So gewöhnen Sie Ihr System langsam wieder an normales Essen. Wenn Sie in dieser Zeit andere Nahrungsmittel zu sich nehmen, können diese nicht korrekt verdaut werden. Alte Schlacken verbleiben im Körper, und neue Toxine entstehen. Dies kann all die guten Resultate Ihres Fastens zunichtemachen. Das beschriebene leichte Essen führt auch dazu, dass weitere Toxine aus dem Verdauungstrakt ausgespült werden.

Bitte nehmen Sie sich während des gesamten Reinigungsprozesses viel Zeit für sich, und richten Sie Ihre Aufmerksamkeit nach innen auf Ihre Gedanken und Gefühle. Fasten hilft Ihnen, alte, ungewollte Muster und Gewohnheiten aufzugeben. Genießen Sie den Prozess des Loslassens!

Phase eins – Reinigung des Körpers
Erster bis vierter Tag
Essen Sie in den ersten vier Tagen ausschließlich die Suppe aus Mungbohnen (Rezept Seite 127). Vermeiden Sie ein Überessen, aber wenn Sie die Suppe schnell verdauen, können Sie – wenn nötig – vier Mal am Tag essen. Stellen Sie nur sicher, dass Ihr Magen wirklich leer ist, bevor Sie wieder essen. Wenn Sie sich schwach oder besonders hungrig fühlen, können Sie etwas braunen oder weißen Bioreis zur Suppe essen. Aller-

dings sollte der Reis weich gekocht sein und möglichst nur zum Mittag gegessen werden. Als Alternative gehen auch gepuffte Reis- oder Maistaler.

Wenn Sie unbedingt eine Abwechslung zur Mungbohnen-Suppe brauchen, können Sie auch einmal am Tag eine Gemüsesuppe (Spinat-, Zucchini- oder Kürbissuppe) zu sich nehmen. Oder besser, Sie geben diese Gemüse einfach zur Mungbohnen-Suppe hinzu. Die Suppe sollte unbedingt mit Ghee und Ingwer gekocht werden.

Gerne können Sie noch frische Kräuter wie Koriander, Basilikum, Petersilie und Rucola dazufügen. Wenn Ihr normales Essen viel Zucker, Kaffee, Alkohol, Weizen, Fast Food, Konservierungsstoffe oder Geschmacksverstärker enthält, werden Sie in den ersten Tagen möglicherweise Verlangen nach diesen Dingen verspüren. Solche Gelüste können auch mit starken Gefühlen von Abneigung gegen Mungbohnen verbunden sein. Das sind normale Entzugserscheinungen, sie lassen mit der Zeit nach, je mehr Toxine und Schlacken Sie ausscheiden. Wenn Sie sehr starken Heißhunger auf Süßes haben, gönnen Sie sich etwas Biohonig auf einer Reiswaffel. Wenn Sie während der Reinigungstage arbeiten müssen, nehmen Sie sich Ihre Suppe in einer Thermoskanne mit zur Arbeit. Sollten Sie Reis dazu essen wollen, kochen Sie diesen am Morgen und nehmen ihn in einem separaten Behälter mit. Sie können den Reis dann zum Mittag aufwärmen, indem Sie die heiße Suppe darüber gießen, oder anstatt gekochtem Reis einfach Reis- und Maistaler verwenden.

Versuchen Sie, Ihr Programm so zu planen, dass der Tag des totalen Fastens auf ein Wochenende fällt oder auf Tage, an denen Sie nicht arbeiten müssen. So haben Sie genügend Zeit für sich und können Ihrem Körper und Geist die Aufmerksamkeit schenken, die diese benötigen. Seien Sie an diesem Tag möglichst allein, und vermeiden Sie Lesen, Fernsehen oder Hausarbeit. Ruhen Sie sich aus, genießen Sie entspannende Musik, und beobachten Sie einfach alle Gedanken und Gefühle, die bei Ihnen hochkommen.

Phase zwei – Fastentag
Fünfter Tag
Nach der ersten Phase der Vorbereitung mit Suppe folgt nun ein Tag totalen Fastens mit einem Fastentrunk bzw. einer Gemüsebrühe oder -suppe, heißem Ingwerwasser und Kräutertees. Fasten korrigiert das Verdauungsfeuer.

Während der Fastenzeit ist es wichtig, dass Sie sich sehr viel ausruhen, früh zu Bett gehen und möglichst allein oder in angenehmer und ruhiger Umgebung sind. Zu viel Reden, Arbeiten, Fernsehen oder das Zusammensein mit anderen würde Sie nur erschöpfen. Es kann auch durchaus sein, dass Sie sich kraftlos fühlen und Schwindelgefühle haben. Vergessen Sie nicht, Ihr Körper macht jetzt Überstunden. Sie müssen daher sehr umsichtig und behutsam mit sich umgehen, damit Sie den Ablauf des Reinigungsprozesses nicht durch äußere Stressfaktoren behindern.

Bleiben Sie in Ihrer Gedanken- und Gefühlswelt, und erlauben Sie sich, alles zu verarbeiten, was hochkommt. Es hilft, wenn Sie Ihre Gedanken niederschreiben – besonders die, die immer wiederkehren. Dadurch reinigen Sie Ihre Seele! Machen Sie Spaziergänge an der frischen Luft, aber vermeiden Sie starken Wind ebenso wie starke Sonneneinstrahlung. Wenn sich der Hunger einstellt, trinken Sie heißes Ingwerwasser, Kräutertee oder einen der Fastentrunks, um den Körper weiter zur Ausscheidung von Toxinen, Schleimansammlungen und altem, unverdautem Essen anzuregen.

Phase drei – Fastenbrechen und Aufbauzeit

Sechster bis zehnter Tag

Am Morgen des sechsten Tages essen Sie etwas Mand (Rezept Seite 128f.). Sie sollten unbedingt darauf achten, dass Sie das Fasten auf diese Weise beenden. So vermeiden Sie eine Belastung des Verdauungsfeuers. Ein Fastenbrechen mit rohen Früchten (die von Natur aus kalt und feucht sind) oder mit schwerem Essen wie Brot, Pasta usw. würde die Verdauungskraft nur beeinträchtigen.

Um die Verdauungsfunktion wieder aufzubauen und zu erhalten, ist es extrem wichtig, danach graduell zu normalem Essen zurückzukehren. Vier Tage sind das absolute Minimum. Wenn Agni, das Verdauungsfeuer, in dieser Phase nicht korrekt unterstützt wird, bilden sich sofort neue Schlacke und Toxine. Essen Sie nach der gewünschten Dauer des Programms für wenigstens zehn weitere Tage eine fleisch- und weizenfreie Kost. Nehmen Sie weiterhin leichte Kost zu sich!

Sie sollten während des Programms nur essen, wenn Sie wirklich hungrig sind. Füllen Sie Ihren Magen nie vollständig, und essen Sie nur dann, wenn die letzte Mahlzeit verdaut ist, das heißt drei bis vier Stunden nach dem Essen oder wenn Sie beim Trinken von heißem Wasser ohne Geschmack aufstoßen. Nehmen Sie Ihre Mahlzeiten in Ruhe ein, konzentrieren Sie sich auf das Essen und kauen Sie gründlich. Wenn Sie am siebten Tag Mungbohnen-Suppe essen möchten, pürieren Sie die Suppe.

Bitte beachten Sie: Essen Sie während der Entschlackungskur nur die empfohlenen Nahrungsmittel. Sollten in dieser Zeit andere als die hier aufgeführten Dinge gegessen werden, können diese nicht richtig verdaut werden. Alte Ablagerungen verbleiben im Körper, und neue Toxine entstehen – was viele Ihrer vorherigen Reinigungsrituale zunichtemacht.

Die Rezepte für das Entschlackungsprogramm

Alle nachfolgenden speziellen Zutaten sollten Sie in indischen Läden oder Bioläden bekommen.

 Ghee

Gereinigte Butter, Ghee, gilt in der ayurvedischen Küche als Lebenselixier und Verjüngungsmittel. Es wirkt entgiftend und hilft, fettlösliche Umwelt- und Körpergifte zu binden und auszuleiten. Ghee stärkt die Verdauungsorgane, macht die Speisen bekömmlicher, intensiviert ihren Geschmack und bewahrt deren Vitamin- und Vitalstoffgehalt. Darüber hinaus ist Ghee ein ideales Transportmedium für fettlösliche Vitamine, Mineralstoffe und Spurenelemente zur Aufnahme in den Körper.

Zutaten:
1–2 Packungen frische Butter (Süß- oder Sauerrahm)
1 Topf mit dickem bzw. doppeltem Boden
1 feines Sieb
1 sauberes und trockenes Keramik-, Edelstahl- oder Glasgefäß

Zubereitung:
Lassen Sie die Butter bei mittlerer Hitze im Topf zergehen und bei offenem Topf leicht köcheln. Sie brauchen die Butter weder zu rühren, noch den Topf zuzudecken. Auf der Oberfläche formt sich ein leichter Schaum. Die Butter kann jetzt zwar noch weiterköcheln, soll aber auf keinen Fall überkochen.

Nach etwa 10 bis 15 Minuten des Köchelns setzt sich meist ein Sud auf dem Boden ab. Bei weiterem Köcheln wird dieser etwas bräunlicher, und ein wunderbar warmer Duft von zerlassener Butter verbreitet sich. Der abgesetzte Sud wird immer dunkler, darf aber nicht anbrennen.

Wenn also der Sud dunkler geworden ist oder das brutzelnde Geräusch vom Köcheln aufgehört hat, den Topf vom Herd nehmen. Das noch flüssige Ghee wird durch das Sieb in das vorbereitete Gefäß abgeseiht und bei halb geöffnetem Deckel abgekühlt. Das Ghee ist sofort verzehrfertig.

Durch das lange Köcheln wird der Wasseranteil aus der Butter abgekocht und gibt dem Ghee seine lange Haltbarkeit. Das Ghee muss nicht im Kühlschrank aufbewahrt werden.

Ingwerwasser

Ingwerwasser fördert das Verdauungsfeuer (Agni) und den Stoffwechsel und unterstützt die Entgiftung des Körpers. Es wirkt anregend auf den Verdauungstrakt und verhindert dadurch die Ansammlung von schädlichen Schlacken und Toxinen (Ama) im Körper. Obendrein stärkt es das Immunsystem und hat eine verjüngende Wirkung.

Zutaten:
2 l Wasser   1 frische Ingwerknolle

Zubereitung:
Bringen Sie ca. 2 Liter Wasser zum Kochen. Ingwer schälen und in dünne Scheiben schneiden. Geben Sie die geschnittenen Ingwerscheiben in das kochende Wasser, kurz aufkochen und einige Minuten ziehen lassen. Das Ingwerwasser in eine Thermoskanne füllen, und das warme Wasser über den ganzen Tag verteilt trinken. Je länger Sie das Wasser mit Ingwer kochen, desto schärfer wird es. Wählen Sie die Kochzeit je nach Ihrem Geschmack. Die Ingwerscheiben sind auch essbar.

DIE REZEPTE FÜR DAS ENTSCHLACKUNGSPROGRAMM

🍲 Mungbohnen-Suppe

Mungbohnen helfen dem Körper, Toxine – auch Schwermetalle – zu lösen. Sie stimulieren das Verdauungsfeuer und blähen nicht auf. Mungbohnen werden auch von Personen mit einem hohen Vata-Anteil vertragen und verringern Pitta und Kapha. Sie sind zusammenziehend, süß, trocken, kühl, leicht und nicht schleimig. Außerdem enthalten sie hochwertiges pflanzliches Eiweiß. Zusammen mit Reis erreichen Mungbohnen eine biologische Wertigkeit von 100 %, darüber hinaus Eisen, B-Vitamine, Pantothensäure und Folsäure.

Zutaten:

100 g grüne Mungbohnen
2–4 EL Ghee (Rezept Seite 125f.) oder Sesamöl
1 TL schwarzer Pfeffer
1 TL Kurkuma
1/2 TL Kreuzkümmel
1/2 TL Koriander (Samen oder Pulver)
2 Lorbeerblätter
2 Prisen Asafoetida (Hing/Teufelsdreck)
frischer Ingwer, 2 dünne Scheiben
1 Zwiebel, gehackt
2–3 Knoblauchzehen, abgezogen und klein gehackt
1/2 TL Salz
frische Korianderblätter

Zubereitung:

Waschen Sie die Mungbohnen gründlich, und weichen Sie sie über Nacht ein (oder für mindestens vier Stunden vor dem Kochen). Erhitzen Sie 1–2 EL Ghee oder Sesamöl in einem Topf und geben Sie Pfeffer, Kurkuma, Kreuzkümmel, Koriander, Lorbeerblätter und Asafoetida dazu.

Geben Sie dann die Bohnen zusammen mit etwas frischem Ingwer und heißem Wasser in den Topf. Das Mengenverhältnis von Mungbohnen und Wasser ist 1:4. Geben Sie zu diesem Zeitpunkt noch kein Salz dazu, da dies die Bohnen hart macht und damit die Kochzeit verlängert.

Lassen Sie alles für 30 bis 40 Minuten köcheln, und fügen Sie, wenn nötig, mehr Wasser dazu. Köcheln Sie so lange, bis alle Bohnen weich und aufgebrochen sind und die Suppe eine dunkle Farbe hat. Wenn Sie einen Schnellkochtopf benutzen, können Sie die Garzeit verkürzen (auf ca. 10 Minuten nach dem Erreichen des korrekten Drucks).

Während die Bohnen kochen, erhitzen Sie 1–2 EL Ghee in einer Pfanne und geben eine fein gehackte Zwiebel und 2 bis 3 gehackte Knoblauchzehen dazu. Auf kleiner Flamme goldbraun sautieren. Wenn die Bohnen weich sind, Zwiebeln und Salz dazugeben und weitere fünf Minuten kochen. Sie können auf Zwiebel und Knoblauch auch verzichten, allerdings geben diese der Suppe einen kräftigeren Geschmack. Servieren Sie die Suppe mit frischen Korianderblättern und etwas Ghee.

Mand und Peya (Khichadi)

Mand und Peya sind zwei Arten von Khichadi – einer indischen Speise, die das Verdauungsfeuer anfacht, leicht verdaulich und sehr nahrhaft ist. Beide werden auf gleiche Weise zubereitet, allerdings mit unterschiedlichen Wassermengen. Die unten angegebenen Wassermengen sind zutreffend für einen Schnellkochtopf; beim Kochen in einem normalen Topf sollte mehr Wasser verwendet werden. Sowohl Mand als auch Peya werden auf der Basis der gleichen Zutaten bereitet und bestehen hauptsächlich aus:
→ 1 Teil weißem Reis
→ 1 Teil Mungbohnen (ganz oder geschält)
→ 1 Teil Gemüse

Folgende Mengen an Wasser zugeben:
→ Mand: 12 Teile Wasser
→ Peya: 8 Teile Wasser

Zutaten:
100 g grüne Mung-
Dal-Bohnen
200 g Basmati-Reis
2 EL Ghee (Rezept Seite
125f.)
1 Zwiebel, gehackt
1 kleine Zimtstange
2–3 Gewürznelken
2 Kardamomkapseln
1 TL Kreuzkümmel-
(Cumin-)Samen
1 TL Kurkumapulver
1 Prise Asafoetida
(Hing/Teufelsdreck)
1 Stück frische Ingwer-
wurzel, in kleine Würfel
geschnitten
Frisches Gemüse der Saison,
in größere Stücke geschnitten (als Fastenspeise keine
Nachtschattengewächse
wie Tomaten, Kartoffeln,
Paprika, Auberginen hin-
zufügen)
600 ml Wasser
1 TL Chilipulver
1 TL Steinsalz

Zubereitung:
Mungbohnen »Dal« waschen, zusammen mit dem Reis in 600 ml Wasser 15 bis 20 Minuten einweichen. Gut abtropfen lassen. Ghee erhitzen, darin Zwiebeln, Zimtstange, Nelken, Kardamom und Kreuzkümmel anrösten, bis die Zwiebeln goldbraun sind.

Dann Kurkuma, Asafoetida und Ingwer hinzugeben und 2 bis 3 Minuten köcheln lassen. Wenn nötig, etwas Wasser zufügen. Das in grobe Würfel geschnittene Gemüse einrühren, ca. 1 Minute köcheln lassen. Die Reis-Dal-Mischung dazugeben, gut verrühren, mit 600 ml Wasser auffüllen.

Topf gut verschließen. Aufkochen lassen, die Hitze reduzieren und ca. 30 Minuten ohne zu rühren köcheln lassen. Vor dem Servieren das Khichadi mit Chilipulver und Salz abschmecken, gut durchrühren und noch 3 bis 4 Minuten durchziehen lassen.

🍲 Fastentrunk

Zutaten:

1,5 l Wasser
3 Kardamomsamen (nur die gemahlenen Samen, nicht die grüne Schale)
1 TL Kreuzkümmelpulver
1 TL Fenchelsamenpulver
1 TL frische Ingwerwurzelsaft

Zubereitung:
Bringen Sie alle Zutaten in einem Topf zum Kochen. Danach von der Hitze nehmen und für weitere 15 Minuten ziehen lassen. Filtern, in einer Thermosflasche warm halten und regelmäßig über den Tag verteilt trinken.

🍲 Detox-Tee

Zusätzlich zum beschriebenen Fastentrunk können Sie auch diesen Tee für Blut- und Leberreinigung, Schleimbeseitigung und Reinigung des Verdauungstraktes trinken.

Zutaten:

1 Teil Fenchelsamen
2 Teile Löwenzahnwurzel
1 Teil Leinsamen
1 Teil Süßholzwurzel
2 Teile Klettenwurzel (Arctium lappa)
1 Teil rote Kleeblüten (Trifolium pratense)

Zubereitung:
Alle Zutaten mischen, davon 1 gehäuften Esslöffel in eine Teekanne mit 2 Tassen heißem Wasser geben. 5 bis 10 Minuten ziehen lassen, filtern und trinken. Wenn diese Zutaten nicht erhältlich sind, trinken Sie andere Kräutertees (keine Früchtetees!), oder machen Sie sich einen Ingwertee.

Individuelles Programm für das Vata-Dosha

Nahrungsempfehlung

Vata-Typen sollten regelmäßig und langsam essen. Lebensmittel in den Geschmacksrichtungen süß, sauer, fett, saftig und salzig, wärmend, nährend, befeuchtend und feucht sind besonders zu empfehlen.

Generell sollten Speisen und Getränke, die scharf, bitter, herb, kalt, leicht, trocken und fettarm sind, gemieden werden. Achten Sie besonders auf eine ausreichende Menge der Mahlzeiten.

Gemüse
Artischocken, Auberginen, Blumenkohl, Bohnenkeimlinge, Brokkoli, Fenchel, Gurken, Karotten, Kartoffeln, Kürbis, Okra, Rettich, Rosenkohl, Rote Bete, Spargel, Spinat, Süßkartoffeln, Tomaten, Zucchini

Getreide
Dinkel, Haferflocken, Reis (Basmati-Reis), Weizen

Hülsenfrüchte
Mungbohnen, rote Linsen, Sojaprodukte, Tofu

Milchprodukte
Butter, Buttermilch, Frischkäse, Ghee (Rezept Seite 125f.), Joghurt, Lassi, Sahne

Obst
Ananas, süße Äpfel, Aprikosen, Avocados, Bananen, Beeren, Birnen, Datteln, Feigen (sowohl frisch als auch getrocknet), getrocknete süße Früchte, Granatäpfel, Kirschen, Kiwis, Mangos, Melonen, süße Orangen, Papayas, Pfirsiche, Pflaumen, Rosinen, Trauben, Zitronen

Fleisch/Eier
Eier, Hühnchen, Lamm, Meeresfrüchte, Truthahn

Gewürze
Anis, Asafoetida (Hing/Teufelsdreck), Basilikum, Estragon, Fenchelsamen, Gelbwurz (Kurkuma), Ingwer, Kardamom, Koriander, Kresse, Kreuzkümmel, Kümmel, Liebstöckel, Majoran, Muskat, Nelken, Oregano, Paprika, Petersilie, schwarzer Pfeffer in kleinen Mengen, Piment, Rosmarin, Safran, Salbei, Senfkörner, Steinsalz, Tamarinde, Thymian, Zimt

Öle/Fette
Ghee (Rezept Seite 125f.), alle Öle

Süßungsmittel
Melasse, Palmzucker, Sirup, Ursüße, brauner Zucker, Zuckerrohrprodukte

Ayurvedischer Frühstücksbrei – Warmes Getreide

Zutaten:

1 TL Sesamsamen
3 Handvoll Hafer- oder Dinkelflocken
1 EL + 1 TL Ghee (Rezept Seite 125f.)
100 ml Wasser
Je 1 Prise Kardamom, Zimt, Vanille, Fenchelsamen, Anis, Safran
3 Datteln, klein geschnitten
1 TL frischer Ingwer, gerieben

Zubereitung:
Die Samen und Flocken im Topf leicht anbräunen. Ghee und gemahlene Gewürze dazugeben. Mit Wasser aufgießen. Datteln und Ingwer dazugeben. Kurz aufkochen. Den Topf zudecken und den Herd ausschalten. Den geschlossenen Topf 15 Minuten auf der Herdplatte stehen lassen. Zum Schluss 1 TL Ghee über das Müsli in der Schüssel geben.

INDIVIDUELLES PROGRAMM FÜR DAS VATA-DOSHA

Mittagessen – Gemischtes Gemüse mit Beilage

Zutaten:

2 EL Ghee (Rezept Seite 125f.)
1 Frühlingszwiebel, waschen und in feine Ringe schneiden
1 Knoblauchzehe, abziehen und fein schneiden
1 EL frischer Ingwer, gerieben
1/2 Stange Zimt
1/2 TL Anis, gemahlen
1 TL italienische Kräuter
1/2 TL Fenchelsamen, gemahlen
1/4 l Tomatenpassata
3 mittelgroße Karotten, waschen und in Scheiben schneiden
10 schwarze Oliven, entkernen und halbieren
1 Prise Vollrohrzucker, Salz, Pfeffer
1 Schuss Olivenöl

Zubereitung:

Ghee in einem Topf erhitzen. Frühlingszwiebeln, Knoblauch, Ingwer und Zimtstange darin leicht anbraten. Dann Anis, Fenchelpulver und italienische Kräuter zugeben und zart anbraten. Mit Tomatenpassata aufgießen. 15 Minuten köcheln lassen. Zwischendurch umrühren, dass nichts ansetzt. Mit einem Schuss Wasser aufgießen, die Karotten und Oliven dazugeben und garen, bis die Karotten bissfest sind. Mit einer Prise Vollrohrzucker, Salz und Pfeffer abschmecken und mit einem Schuss Olivenöl verfeinern.

Als Beilage: Geschälter Reis (je nach Geschmack mit etwas Kardamom und Cashewnüssen verfeinert)

Abendessen – Selleriesuppe

Zutaten:

2 EL Ghee (Rezept Seite 125f.)
1/4 TL Schwarzkümmel
200 g Sellerieknolle, waschen und würfeln
1/2 Gemüsezwiebel, schälen und würfeln
100 g mehlige Kartoffeln, schälen und würfeln
1 Scheibe frischen Ingwer
1 EL Rosinen
3/4 TL Gelbwurz (Kurkuma)
1/2 l Gemüsebrühe
Salz, Pfeffer, 1 Prise Muskat
1 Schuss Sahne
2 EL frisches Basilikum, gehackt
1 TL Ghee

Zubereitung:

Ghee im Topf erhitzen. Schwarzkümmel, Sellerie und Zwiebel darin braten. Dann Kartoffeln, Ingwer, Rosinen, Gelbwurz und Gemüsebrühe dazugeben. Aufkochen, pürieren und mit Salz, Pfeffer, Muskat und Sahne abschmecken. Mit Basilikum garnieren und einem weiteren TL Ghee in der Suppe servieren.

Bewegung und Entspannung

Als Vata-Typ sollten Sie bevorzugt Aktivitäten wählen, die erden und Ihnen Stabilität vermitteln. Bei Ihrer stark von schneller Bewegung geprägten Konstitution sind langsam ausgeführte Tätigkeiten ein wunderbarer Ausgleich.

Spazierengehen, Gartenarbeit, Golf, Nordic Walking – Bewegung an der frischen Luft tut Ihnen gut. Auch Schwimmen in warmen Gewässern, Tanzen und Yoga entsprechen Ihrem Körperbau und sind sehr zu empfehlen. Wichtig ist, dass Sie zur Ruhe kommen, Ihnen warm ist und Sie sich nicht überfordern. Ein Fitness-Center mit lauter Musik und vielen Leuten ist für Sie weniger förderlich als eine Oase der Ruhe

INDIVIDUELLES PROGRAMM FÜR DAS VATA-DOSHA

oder die Natur. Versuchen Sie, sich ohne Leistungsgedanken zu bewegen und die Bewegung zu genießen. Wenn Sie eine Aktivität gefunden haben, bei der Sie sich wohlfühlen – bleiben Sie dabei! Sie müssen nicht alles ausprobieren!

Beruhigende Farben wie Pastelltöne harmonisieren den Vata-Typus. Warme Öl-Massagen sind sehr wohltuend für ihn.

Die Bergstellung zum Erden – Tadasana
Sie können diese Asana immer dann durchführen, wenn Sie das Gefühl haben, den Boden unter den Füßen zu verlieren.
Dauer: etwa 3–5 Minuten

❶ Stellen Sie sich aufrecht hin, die Füße etwa einen Fußbreit auseinander. Die Beine sind fest, aber nicht angespannt. Die Arme hängen entspannt neben dem Körper, die Schultern sind locker. Die Wirbelsäule ist gerade, das Becken leicht nach vorn gekippt, das Kinn ist leicht zum Brustkorb geneigt. Der Kopf ist in Verlängerung der Wirbelsäule.

❷ Schließen Sie die Augen.

❸ Heben Sie dann die Zehen an, spreizen Sie sie und bringen Sie sie wieder auf den Boden. Stellen Sie sich vor, dass jeder einzelne Zeh tiefe Wurzeln in die Erde gräbt. So werden Sie nach und nach immer tiefer mit der Erde verbunden.

❹ Stellen Sie sich nun an Ihrem Scheitel vor, dass Sie ein heller Strahl mit dem Kosmos verbindet.

❺ Spüren Sie, wie Energie über die Erde in Ihre Füße und von dort in den ganzen Körper strömt. Und wie auch durch Ihren Scheitel vom Kosmos Energie strömt.

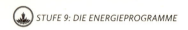
STUFE 9: DIE ENERGIEPROGRAMME

Individuelles Programm für das Pitta-Dosha
Nahrungsempfehlung

Pitta-Typen sollten rechtzeitig essen und nicht erst, wenn der Hunger nagt. Lebensmittel in den Geschmacksrichtungen süß, bitter und herb sind zu empfehlen, ebenso solche Lebensmittel, die kühlend sind. Generell sollten Speisen und Getränke gemieden werden, die scharf, heiß, sauer und salzig sind.

Gemüse
Süße und bittere Gemüsesorten wie Artischocken, zarte Auberginen, grüne Blattgemüse, Blumenkohl, Brokkoli, Chicorée, Fenchel, Gurken, Kartoffeln, Keimlinge, Kohl, Kopfsalat, Kürbis, Mangoldsalat, Okra, Papaya, grüner süßer Pfeffer, Sellerie, Spargel, Spinat, Süßkartoffeln, Wirsing, Zucchini

Getreide
Gerste, Haferflocken, weißer Reis (Basmati-Reis), Weizen

Hülsenfrüchte
Frische Erbsen, grüne Bohnen, alle Hülsenfrüchte außer Linsen, gelbe Mungbohnen, Sojaprodukte

Milchprodukte
Butter, süße Buttermilch, Frischkäse in kleinen Mengen, Ghee (Rezept Seite 125f.), Lassi, Milch, Sahne

Obst
Generell süße Früchte wie beispielsweise Äpfel, süße Ananas, Aprikosen, Avocados, Bananen, Birnen, Datteln, Feigen, Granatäpfel, Kiwis, Mangos, süße Melonen, süße Orangen, Rosinen, süße Trauben

Fleisch/Eier
Eier, Fasan, Hase, Huhn, Truthahn, Wild

INDIVIDUELLES PROGRAMM FÜR DAS PITTA-DOSHA

Gewürze
Brennnessel, Fenchelsamen, frische Gartenkräuter, Gelbwurz (Kurkuma), Haferstroh, Hibiskus, Holunder, Johanniskraut, Kamille, Kardamom, Koriander, Lavendel, Malve, Minze, in kleinen Mengen schwarzer Pfeffer, Safran, Schafgarbe, Sennesblätter, Zinnkraut

Öle/Fette
Ghee (Rezept Seite 125f.), Kokosöl, Olivenöl, Sojaöl, Sonnenblumenöl

Süßungsmittel
Honig, Kandiszucker, Palmzucker, Ursüße

Ayurvedischer Frühstücksbrei – Warmes Getreide

Zutaten:
- 1 EL Mandeln, zerstoßen
- 3 Handvoll Dinkel- oder Weizenflocken
- 1 EL Ghee (Rezept Seite 125f.)
- Je 1 Prise Kardamom, Nelke, Vanille, Safran, Anis
- 100 ml Wasser
- 1 EL Rosinen, klein geschnitten
- 1 TL frischer Ingwer, gerieben
- 1 TL Ghee

Zubereitung:
Die zerstoßenen Mandeln sowie die Flocken im Topf leicht anbräunen. Ghee und die gemahlenen Gewürze dazugeben. Mit Wasser aufgießen. Rosinen und den frischen Ingwer dazugeben. Alles kurz aufkochen. Dann den Topf mit einem Deckel zudecken und den Herd ausschalten. Den geschlossenen Topf 15 Minuten auf der Herdplatte stehen lassen. Zum Schluss gerne noch 1 TL Ghee über das Müsli in der Schüssel geben.

STUFE 9: DIE ENERGIEPROGRAMME

🍲 Mittagessen – Gemischtes Gemüse mit Beilage

Zutaten:

2 EL Ghee (Rezept Seite 125f.)
1/2 Zwiebel, schälen und würfeln
1 Knoblauchzehe, abziehen und fein schneiden
1 TL frischer Ingwer, gerieben
2 aufgestoßene Kapseln Kardamom
1 TL Anis, gemahlen
1/2 TL Koriander, gemahlen
1/4 TL Bockshornkleesamen, gemahlen
1 Prise Kurkuma
1 TL Rosmarin
1 Fenchelknolle, waschen, vierteln und in 1 cm dicke Scheiben schneiden
2 mittelgroße Karotten, waschen und klein würfeln
Salz, Pfeffer
1 Spritzer Zitrone

Zubereitung:

Ghee im Topf erhitzen. Zwiebel, Knoblauch und Ingwer darin anbraten. Kardamom dazugeben. Dann die gemahlenen Gewürze mit dem Rosmarin leicht mit anbraten. Mit einem Schuss Wasser aufgießen. Den Fenchel und die Karotten dazugeben. Gar kochen, bis das Gemüse bissfest ist. Mit Salz, Pfeffer und einem Spritzer Zitrone abschmecken.

Als Beilage: Brauner Reis (je nach Geschmack mit etwas Zimt verfeinert)

INDIVIDUELLES PROGRAMM FÜR DAS PITTA-DOSHA

Abendessen – Blumenkohlsuppe

Zutaten:

2 EL Ghee (Rezept Seite 125f.)	1 TL süßes Paprikapulver
1 TL Koriander, gemahlen	200 g Blumenkohl, waschen und in Stücke schneiden
1 TL Kreuzkümmel, gemahlen	100 g mehlige Kartoffeln, schälen und würfeln
1/2 TL Fenchelsamen, gemahlen	1 Prise Gelbwurz (Kurkuma)
1/2 TL Anis, gemahlen	Salz, Pfeffer
1/2 l Gemüsebrühe	Dill, gehackt
1 EL Kapern	1 TL Ghee

Zubereitung:

Ghee im Topf erhitzen. Koriander, Kreuzkümmel, Fenchel und Anis leicht darin anbraten. Mit Gemüsebrühe aufgießen. Kapern und süßes Paprikapulver hinzugeben. Den Blumenkohl und die Kartoffeln mit einer Prise Gelbwurz hinzufügen. Aufkochen, pürieren, mit Salz und Pfeffer abschmecken und mit Dill garnieren. Mit einem zusätzlichen TL Ghee im Teller servieren.

Bewegung und Entspannung

Als Pitta-Typ lieben Sie es, sich zu messen, und Sie haben ein großes Energiereservoir zur Verfügung. Sie haben zudem meist einen athletischen Körperbau. Sie können sich also beim Sport ruhig auspowern. Sie können lange joggen oder Kanu fahren. Ideal ist auch der Wettbewerb, etwa beim Boxen oder beim Fußball. Im Team lernen Pitta-Typen ihr oft großes Ego etwas zu zügeln. Der Pitta-Typ sollte darauf achten, dass es bei körperlicher Anstrengung nicht zu heiß ist. Daher sollte er auch Saunagänge in Grenzen halten.

STUFE 9: DIE ENERGIEPROGRAMME

Kühlende Atmung
Mit der Sitali-Atemtechnik können Pitta-Typen ihren Organismus kühlen, sie sorgt für Entspannung und Gleichmut. Führen Sie diese Atmung aus, wenn der Stresslevel steigt und Sie im wahrsten Sinn des Wortes heiß laufen.

❶ Setzen Sie sich im Schneidersitz auf ein Kissen oder eine Decke und schließen Sie die Augen.
❷ Strecken Sie die Zunge durch die geschlossenen Lippen nach vorn und rollen Sie die seitlichen Zungenränder nach oben. Wenn es Ihnen nicht möglich ist, die Zunge zu rollen, drücken Sie die Unterseite der Zungenspitze gegen die Schneidezähne und atmen zischend über die Zunge durch den Mund ein.
❸ Atmen Sie langsam und tief die Luft über die Zunge ein.
❹ Stellen Sie sich vor, dass Sie kühlende, entspannende Energie einatmen und diese sich im ganzen Körper verteilt.
❺ Atmen Sie durch die Nase aus und führen Sie die Atemtechnik für weitere 15 Atemzüge aus. Anschließend den Atem ein paar Atemzüge lang von selbst fließen lassen.
❻ Spüren Sie nach.

Kühle Farben wie Blau und Weiß entspannen Pitta. Zudem sollten Sie darauf achten, dass Ihr wacher Intellekt nicht überfordert wird. Versuchen Sie, Leichtigkeit und Kreativität zu fördern, etwa indem Sie musizieren, malen oder handwerklich tätig sind.

Individuelles Programm für das Kapha-Dosha

Nahrungsempfehlung

Kapha-Typen sollten eventuell auf das Frühstück verzichten und stattdessen besser ½ Liter warmen Ingwertee (aus getrockneter Wurzel) trinken. Lebensmittel in den Geschmacksrichtungen scharf, bitter und herb sind zu empfehlen, die leicht und trocken sind. Generell sollten Speisen und Getränke gemieden werden, die fett, süß, sauer, salzig und schwer verdaulich sind.

Gemüse
Auberginen, Blumenkohl, Brokkoli, Erbsen, Karotten, weiße Kartoffeln, Mangold, Okra, Paprika, Pilze, Radieschen, Rettiche, Rosenkohl, Rot- und Weißkohl, Rote Bete, Salat, Spargel, Spinat, Sprossen, Stangensellerie, Zwiebeln

Getreide
Basmati-Reis (in Maßen), Buchweizen, Gerste, trockener Hafer, Hirse, Mais, Roggen

Hülsenfrüchte
Alle Arten von Hülsenfrüchten, z.B. weiße Bohnen, Mungbohnen und schwarze Linsen, Sojabohnen in Maßen

Milchprodukte
Ghee (Rezept Seite 125 f.), Magermilch, Vollmilch, Ziegenmilch

Obst
Äpfel, frische und getrocknete Aprikosen, Birnen, getrocknete Feigen, Granatäpfel, Kirschen, Mangos, Persimonen, Pfirsiche, getrocknete Pflaumen, Preiselbeeren, Rosinen

Fleisch/Eier
Eier, Garnelen, Hühnchen, Truthahn, Wild in kleinen Mengen

Gewürze
Zu empfehlen sind generell scharfe Gewürze wie Basilikum, Gelbwurz (Kurkuma), Ingwer, Kardamom, Koriander, Kreuzkümmel, Kümmel, Lavendel, Majoran, Muskat, Nelken, schwarzer Pfeffer, Zimt, Zitrone

Öle/Fette
Maisöl, Mandelöl (in kleinen Mengen), Olivenöl, Senföl, Sesamöl, Sonnenblumenöl

Süßungsmittel
Honig

Ayurvedischer Frühstücksbrei – Warmes Getreide

Zutaten:

3 EL Kürbissamen	Je 1 Prise Ingwerpulver, Zimt, Safran
2 Handvoll Gerstenflocken	
1 TL Ghee (Rezept Seite 125f.)	3 Pflaumen, getrocknet oder frisch, klein geschnitten
100 ml Wasser	1 TL Ghee

Zubereitung:
Die Kürbissamen und die Gerstenflocken im Topf leicht anbräunen. Ghee und die gemahlenen Gewürze dazugeben. Mit Wasser aufgießen und Pflaumen dazugeben. Kurz aufkochen. Den Topf mit einem Deckel zudecken und den Herd ausschalten. Den geschlossenen Topf 15 Minuten auf der Herdplatte stehen lassen. Zum Schluss 1 TL Ghee über das Müsli in der Schüssel geben.

🍲 Mittagessen – Gemischtes Gemüse mit Beilage

Zutaten:

1 l Wasser mit einer Prise Salz, einer Prise Kreuzkümmel und 3 Lorbeerblättern
400 g Brokkoli, waschen, in Röschen zerteilen, Stiel abschneiden, schälen
1 EL Ghee (Rezept Seite 125f.)
1 TL getrockneter Majoran
1/2 TL Kümmel, gemahlen
1/2 TL Ingwerpulver
1/2 TL Kreuzkümmel, gemahlen
1/4 TL Bockshornkleesamen, gemahlen
1 Prise Gelbwurz (Kurkuma)
2 aufgestoßene Kapseln Kardamom
Chili, Salz, Pfeffer
1 Prise Muskat

Zubereitung:

1 Liter Wasser mit je einer Prise Salz und Kreuzkümmel und den Lorbeerblättern zum Kochen bringen. Die Brokkoliröschen ca. 3 Minuten darin blanchieren. Abseihen, dabei das Kochwasser auffangen und kalt abschwenken. Zur Seite stellen.

Ghee im Topf erhitzen. Brokkolistiele anbraten. Dann Majoran, Kreuzkümmel, Kümmel, Ingwerpulver, Bockshornklee und Gelbwurz dazugeben und leicht mit anbraten. Mit etwas Kochwasser aufgießen.

Kardamom und eine Prise Chili zugeben. Köcheln lassen, bis die Stiele gar sind. Dann die blanchierten Brokkoliröschen in den Sud geben, kurz mit aufwärmen. Am Ende mit Muskat, Salz und Pfeffer abschmecken.

Als Beilage: Hirse (je nach Geschmack mit etwas Rosmarin verfeinert)

Abendessen – Mangoldsuppe

Zutaten:

2 Handvoll Gerstenflocken
1 EL Ghee (Rezept Seite 125f.)
1/4 Sellerieknolle, waschen und würfeln
1 Knoblauchzehe, abziehen und klein hacken
1/2 TL Kreuzkümmel, gemahlen
1 TL Ingwerpulver
1 Mangoldstaude, waschen und mit den Stielen in grobe Scheiben schneiden
1 getrocknete Feige, entstielen und klein würfeln
1/2 TL getrockneter Majoran
1/2 TL getrockneter Thymian
1/2 l Gemüsebrühe
Salz, Pfeffer

Zubereitung:

Gerstenflocken im Topf anrösten, bis ein leicht nussiger Duft entsteht. In eine Schüssel geben und zur Seite stellen.

Dann Ghee im Topf erhitzen, Sellerie und Knoblauch darin anbraten. Kreuzkümmel- und Ingwerpulver dazugeben und kurz mit anbraten. Mangold, Feige, Gerstenflocken, Majoran und Thymian dazugeben und mit Gemüsebrühe aufgießen. 10 Minuten kochen, dann pürieren. Mit Salz und Pfeffer abschmecken.

Bewegung und Entspannung

Wenn Sie ein Kapha-Typ sind, tun Sie sich wahrscheinlich oft schwer, sich zur Bewegung zu motivieren. Da Ihr Körperbau etwas schwerer als bei den anderen Doshas ist und Sie vielleicht etwas aus der Übung sind, sollten Sie zunächst langsam beginnen.

Jede Bewegung tut dem Kapha-Typus gut. Fahren Sie mit dem Rad statt mit dem Auto zur Arbeit, oder gehen Sie einige

INDIVIDUELLES PROGRAMM FÜR DAS KAPHA-DOSHA

Strecken zu Fuß. So integrieren Sie ganz allmählich die Bewegung in Ihren Alltag. Nordic Walking ist ideal. Sie können die Strecken und die Geschwindigkeit langsam steigern und – wenn es Ihnen möglich ist – irgendwann zum Laufen übergehen.

Alle Sportarten tun Ihnen gut, die anregend sind und die Ausdauer fördern, wie Schwimmen, Radfahren, Tischtennis, Fechten oder Rudern. Auch in Kraftsportarten wie Bodybuilding oder Gewichtheben sind manche Kapha-Typen gut aufgehoben, da sie – einmal motiviert – nicht nur viel Ausdauer und Zähigkeit, sondern auch viel Kraft haben. Da die Kapha-Energie kühl und feucht ist, können Sie ruhig bei warmen Temperaturen trainieren. Der Austausch im Fitness-Studio kann für Kapha förderlich und motivierend sein.

Der Kapha-Typ profitiert von wärmenden, den Stoffwechsel aktivierenden Yoga-Übungen. Versuchen Sie, den Tag mit sechs Sonnengruß-Runden (Seite 109ff.) zu beginnen, und trinken Sie anschließend ein großes Glas Ingwerwasser.

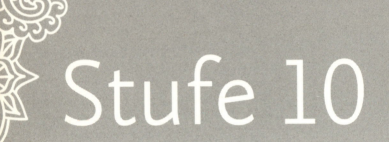

Die Essenz des Ayurveda

Nimm Dir Zeit für das Wesentliche!

»Unser Körper ist ein kostbares Geschenk, wir sollten ihn sorgsam pflegen. Denn er ist der Ort unseres Erwachens und unserer Erleuchtung.«   Jataka

Vielen fällt es schwer, im Alltag Grenzen zu ziehen, auf sich zu achten und den Fokus auf das, was wirklich wichtig ist, nicht zu verlieren. Die Lösung ist eigentlich ganz einfach: Unsere Gesundheit und unser Glück brauchen mehr Raum.

Wir sollten uns um unsere Gesundheit und unser Glück nicht *neben* unserem Alltag kümmern, wenn wir gerade mal Zeit haben – sondern wir sollten sie zu den Mittelpunkten unseres Lebens und unseres Alltags machen.

Vor Kurzem habe ich einige Wochen in Indien und Sri Lanka verbracht. Ich kenne die Art und Weise der Menschen dort, ihre Art den Alltag zu leben – trotzdem kam ich mir bisweilen vor wie im Märchen.

Ich staune immer wieder von Neuem über die Menschen, die mich mit jeder Faser ihres Herzens anlächelten und jede noch so nebensächliche Tätigkeit so versunken ausführten, als seien sie in einer tiefen Meditation. Über eine Offenheit, die nicht nach Status oder Beruf fragt und niemanden verurteilt. Über den tiefen Respekt vor dem Anderssein des anderen.

Während meines Aufenthalts hatte ich die Möglichkeit, mit dem Arzt Dr. Ravindra, Leiter einer ayurvedischen Klinik, ein Interview zu führen. Ich habe ihn unter anderem gefragt, warum die Menschen dort so viel glücklicher und trotz vielfältiger Aufgaben nie gestresst zu sein scheinen. Seine Antworten haben mir meine eigenen Prinzipien und meine eigene Lebensweise, wie ich sie schon seit Jahren praktiziere, bestätigt. Seine Empfehlungen sind deswegen für mich so etwas wie die Essenz des Ayurveda und dieses Buches. Ich möchte sie Ihnen hier in Kurzform wiedergeben und hoffe, dass sie Ihnen eine kleine Hilfe sind:

→ **Sei dankbar für das, was Du hast!**
Schaue niemals auf das, was Du nicht hast, sondern konzentriere Dich auf das, was Du hast. Wenn Du das wirklich verinnerlichst, dann verändert sich alles. Du bist nicht neidisch, sondern freust Dich für andere. Du handelst nicht

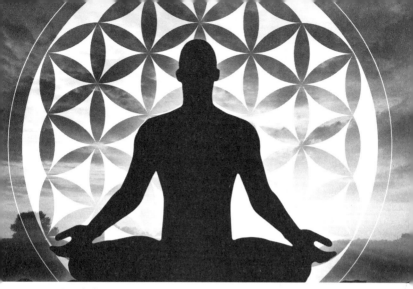

Das Göttliche in uns.

aus einem Mangel und um anderen zu imponieren, sondern aus einem inneren Reichtum heraus. Versuche diese tiefe Dankbarkeit schon Deinen Kindern zu vermitteln.

→ **Gehe Stufe für Stufe nach oben!**
Der erste Schritt, um ein Ziel zu erreichen, ist die Wertschätzung für das, was Du hast. Versuche, nicht alles auf einmal zu erreichen, sondern lasse keine Stufe auf dem Weg zum Ziel aus und sei für ihr Erreichen dankbar!

→ **Sei mit Deiner Aufmerksamkeit bei dem, was Du tust!**
Versuche immer, im Moment zu sein und Dich auf die Tätigkeit, die Du gerade ausführst, hundertprozentig zu konzentrieren.

→ **Nimm Dir Zeit für das Wesentliche!**
Vergeude keine Zeit für Sinnloses, dann hast Du immer Zeit für das, was Dir wirklich wichtig ist.

→ **Du bist niemals allein!**
Alle Menschen sind miteinander und mit der Natur verbunden. Du bist niemals allein, sondern Teil eines großen Ganzen. Aus diesem Gefühl speist sich ein tiefer Respekt gegenüber jedem Lebewesen und das Prinzip der Gewaltlosigkeit.

Es ist wunderbar, wenn man eine solche Haltung dem Leben und den Menschen gegenüber schon von Kindheit an vermittelt bekommt. Doch man kann sie auch lernen. Das Leben ist eine stetige Veränderung. Wir haben in jedem Augenblick die Chance dazu, alles zu tun, was uns gesund und glücklich macht.

Persönliche Danksagung

An dieser Stelle möchte ich all jenen lieben Menschen danken, die direkt und indirekt am Gelingen des vorliegenden Buches mitgewirkt haben. Als Erstes bei meinem Mann Olaf Gisbertz, der mir immer unterstützend zur Seite steht, bei meinen zauberhaften kleinen Töchtern Sarah und Vanessa, die täglich mein Leben bereichern, sowie bei meinem Mitarbeiter-Team, das mich täglich in meiner Kaya-Veda-Praxis unterstützt.

Ganz herzlich möchte ich mich bei Claudia Wohlhüter für ihre einfühlsame Gabe bei der Realisierung des Buches bedanken, ebenso bei Gudrun Glock, die einige ayurvedische Rezepte beigesteuert hat, und Stephan Kaller, der mir mit seiner mitfühlenden Art immer wieder Inspirationen gegeben hat.

Ein ganz besonderer Dank gilt meinem geschätzten Lehrer und Mentor Sascha Kriese für sein Vorwort. Es ist immer wieder eine Freude, bei ihm und mit ihm lernen zu dürfen. Ebenso haben unzählige Gespräche mit Freunden und Bekannten das Buchprojekt bereichert.

Bei meinem Verlag möchte ich mich für sein Vertrauen in mein Buch bedanken. Außerdem danke ich dem Lektorat für seine tatkräftige Mitarbeit.

Auch all meinen Lehrern und Meistern, durch deren Bücher, Kurse und Seminare ich mein Wissen ständig erweitern durfte, bin ich zu tiefem Dank verpflichtet. Schließlich bedanke ich mich bei meinen Klienten, die mir inzwischen schon 25 Jahre ihr Vertrauen schenken und denen ich meine langjährige Erfahrung verdanke.

Zur Autorin

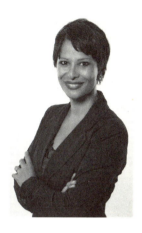

Balvinder Sidhu ist im Norden Indiens geboren und mit der ayurvedischen Heiltradition aufgewachsen, in der ihre Familie schon seit Generationen verwurzelt ist. Seit ihrem zwölften Lebensjahr lebt die Ayurveda-Therapeutin in Deutschland und betrachtet es als ihre Berufung, das jahrtausendealte, ganzheitliche Wissen der hinduistischen Gelehrten mit den Bedürfnissen der westlichen Gesellschaft zu verbinden. Sie führt seit rund 25 Jahren das Institut »Kaya Veda« in Augsburg und hat unter anderem den Ratgeber »Das Ayurveda-Glücksbuch« veröffentlicht.

Kontakt:

KAYA VEDA
Ayurvedische Spezialkosmetik GmbH
Balvinder Sidhu
Tel. 08 21 - 5 67 45 00
E-Mail: info@kaya-veda.de
Internet: www.kaya-veda.de

Haben Sie Fragen an Balvinder Sidhu?
Anregungen zum Buch?
Erfahrungen, die Sie mit anderen teilen möchten?

Nutzen Sie unser Internetforum:
www.mankau-verlag.de/forum

Literaturempfehlungen

Bauhofer, Ulrich: *Aufbruch zur Stille.* Bergisch Gladbach (Lübbe) 1997

Chopra, Deepak: *Alle Kraft steckt in Dir.* Bergisch Gladbach (Lübbe) 1996

Chopra, Deepak: *Ayurveda – Gesundsein aus eigener Kraft.* München (BLV) 1989

Chopra, Deepak: *Die sieben geistigen Gesetze des Erfolgs.* Berlin (Ullstein, 7. Aufl.) 2010

Emoto, Massaru: *Die Botschaft des Wassers.* Burgrain (Koha, 2. Aufl.) 2002

Ferreira, Peter und Hendel, Barbara: *Wasser und Salz, Urquell des Lebens.* Herrsching (Ina) 2001

Glock, Gudrun: *Sanft heilen mit Ayurveda.* Hannover (Schlutersche) 2010

Hawley, Jack: *Bhagavadgita.* München (Goldmann Verlag, 5. Aufl.) 2002

Kalashatra, Govinda: *Chakra Praxisbuch.* München (Südwest) 2009

Kirti, Peter Michel und Wellmann, Wolfgang: *Das Yoga der fünf Elemente.* Frankfurt (Barth, 1. Aufl.) 2003

Rhyner, Hans Heinrich: *Das Ayurveda Yoga-Programm.* München (BLV) 2010

Rhyner, Hans-Heinrich: *Das Praxis Handbuch Ayurveda.* Neuhausen/Schweiz (Urania) 2000

Rosenberg, Kerstin: *Das große Ayurveda Ernährungsbuch.* Neuhausen/Schweiz (Urania) 2003

Sabnis, Nicky Sitaram: *Entschlacken und Entgiften mit Ayurveda.* München (Knaur) 2009

Tracy, Brian: *Ziele – Setzen, Verfolgen, Erreichen.* Frankfurt/New York (Campus) 2004

Trökes, Anna: *Yoga. Kraft für die Seele.* (Gräfe und Unzer) 2005

Vasant, Lad und Frawley, David: *Die Ayurveda Pflanzenheilkunde.* Oberstdorf (Windpferd, 8. Aufl.) 2011

Verma, Vinod: *Ayurveda – Der Weg des gesunden Lebens.* Bern, München, Wien (Barth) 1992

Witt, Ute und Noh, Barbara: *Yoga – Körper und Seele im Einklang.* München (BLV, 2. Aufl.) 2006

Von Balvinder Sidhu:
Buch: *Das Ayurveda-Glücksbuch: In 6 Stufen zum Herzensziel.* München (Südwest Verlag) 2011

Buch: *Haarausfall – Ayurvedische Ansichten und Lösungsansätze.* München (Erd-Verlag, 2. Aufl.) 2009

CD: *Haarausfall natürlich lösen … Volles und gesundes Haar mit Mentraining und Ayurveda.* Neusäß (Marc Anton) 2009

Interessante Links:
www.ayurveda-portal.de
www.ayurveda-akademie.org
www.ayuseva.com
www.vattersgarden.de
www.yoga-vidya.de

Stichwortregister

A

Abhyanga (Ölmassage) ... 119
Achtsamkeit .... 23, 99ff.
Affirmationen .... 104ff.
Agni (Verdauungs-
    feuer) .... 77ff., 123f., 126f.
Ama (Schlackenstoffe) 81, 119f., 126
Ängste 20, 30, 50, 103
Anis 80
Arnika 80
Aromen .... 104ff.
Asafoetida (Hing/
    Teufelsdreck) 78, 132
Asanas (Körperübungen) .. 29, 102, 109, 135
Atmung 86f., 89, 95, 107ff., 140
Aufstehen 90
Ayurveda
• Begriffsbedeutung 38
• ganzheitlicher
    Ansatz 10, 20

B

Bestandsaufnahme 64
Beta-Zustand 102
Bewegung .... 23, 40, 134f., 139f., 144f.

Blockaden 14, 77, 109
Bockshornkleesamen 78
Burnout 9, 17f., 20

C

Chakra-Meditation ..... 108f.
Chakren .... 103ff.
Coaching-Tagebuch ..... 64ff.

D

Doshas (Lebens-
    energien) ... 49ff., 75f., 116f.

E

Eigenverantwortung ..... 42f.
Elemente 49f., 52ff.,
Energielevel ... 44ff., 64f., 67f., 72f., 85f., 116
Energielosigkeit/
    -verlust 9f., 12f., 18f., 21
Energieprogramm 116
Energietypen 22
Entschlackung/
    Entgiftung ...... 10, 23, 78f., 82, 85ff., 117ff.
Entspannung .... 23, 28, 134f., 139f., 144f.
Ernährung .... 10, 20ff., 40, 75ff., 82f.

Erschöpfung 18f., 21, 61, 67, 77, 85f., 101, 107, 117
Existenzangst .... 19f.

F

Fasten .... 123f.
Fenchel(samen) ... 78, 132, 137
Flüssigkeitszufuhr .... 81f.
Fragebogen Selbsteinschätzung ... 70f.

G

Garshan-Körpermassage 89, 119
Gelbwurz (Kurkuma) 78, 132, 137, 142
Gemüse .... 80, 122f., 131, 136, 138f., 141, 143f.
Geschmacksrichtungen .. 77
Gewürze 76f., 117, 132, 137, 142
Ghee .... 119f., 125f., 132ff., 137ff., 141ff.

H

Hyperaktivität 28, 50

I

Ingwer(wurzel) .... 79f., 90, 119f., 122f., 126, 132, 141f.

Intuition 66, 102, 106

K

Kapha .... 22, 49ff., 54f., 57, 60f., 68, 90, 119, 127, 141ff.
Kardamom 78ff., 105, 132, 137, 142
Konstitution .... 21f., 50ff.
Koriander 78f., 122, 132, 137, 142
Körperöl 119
Kreativität 28, 66, 103, 105, 140
Kreuzkümmel (Cumin) 78f., 132

L

Lavendel 80
Lebensenergie 21f., 89
Lungenreinigung (Kapalabhati) .... 86f.

M

Mand .... 121, 124, 128f.
Massagen 89, 117, 135
Meditation 41, 102, 107
Mischtypen .... 55f.
Multitasking 18, 28, 100
Mungbohnen ... 120ff., 127ff.
Muskat 80, 132, 142

O

Obst 83, 131, 136, 141
Ölziehen 88, 118

P

Panchakarma-Kur .... 117f.
Physiognomie 40
Pitta 49ff., 53ff.,
57ff., 136ff.
Prakriti 50
Prana 89
Psychosomatik 40
Pulsdiagnose ... 25f., 44, 50, 64

R

Reinigung
• mentale 93ff., 123
• körperliche .... siehe
Entschlackung/Entgiftung
Religion, Rolle der .... 31f.
Rezepte .... 125ff.
Rituale schaffen .... 33f.
Rohkost 76, 83

S

Safran 79, 132
Selbst, wahres/höheres ... 100f.
Senfsamen 80
Sesamöl 88, 118, 142
Sonnengruß 90, 109ff., 145
Stress 18ff., 22f.,
42f., 51ff., 58ff.,

Süßholz 80

T

Tees 82, 121, 123, 130
Test Dosha-Typ 55, 57
Toxine 80, 88f., 118ff.,
122ff., 126f.
siehe auch Ama
Tridosha-System 50

U

Übungen 95f., 109ff., 135
siehe auch Asanas

V

Vata .... 49ff., 57ff., 131ff.
Veden 10, 38, 49, 67,
104, 109
Verdauung ... 75, 77ff., 118, 120
Visualisierungen 66, 107

W

Wasser 81ff., 88

Y

Yoga 10, 21, 28f., 41,
86f., 102, 109

Z

Zimt 80, 132, 142
Zungendiagnose 64
Zungenreinigung ... 88f., 118

Bücher, die den Horizont erweitern

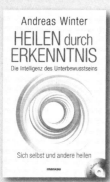

Andreas Winter
HEILEN DURCH ERKENNTNIS
Die Intelligenz des Unterbewusstseins. Sich selbst und andere heilen. Mit Audio-CD

17,95 € (D) / 18,50 € (A)
ISBN 978-3-938396-68-1

„Der Autor erläutert auf unterhaltsame Weise, wie Symptome von leichten Kopfschmerzen und Verspannungen bis zu Morbus Crohn und Allergien entstehen – nämlich als manifestierte Traumatisierungen eines hilflosen Kleinkindes. Zudem will er dem Leser / der Leserin durch eine geführte Begleitung auf der beiliegenden Audio-CD ermöglichen, sich selbst – und auch andere – von diesen Symptomen zu heilen."   INTUITION Hamburg

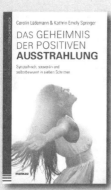

Carolin Lüdemann / Kathrin Emely Springer
DAS GEHEIMNIS DER POSITIVEN AUSSTRAHLUNG
Sympathisch, souverän und selbstbewusst in sieben Schritten

9,95 € (D) / 10,30 € (A)
ISBN 978-3-86374-156-3

„Mit eindrucksvollen Beispielen aus der Beratungspraxis und einfachen Übungen zeigt ‚Das Geheimnis der positiven Ausstrahlung', dass hier kein esoterisches Wissen oder etwa magische Manipulation nötig ist. Entscheidend ist, mit den eigenen Stärken und auch Schwächen so souverän umgehen zu lernen, dass sie sympathisch wirken und auch andere in ihren Bann ziehen."
Wochenblatt – Die Zeitung der Kanarischen Inseln

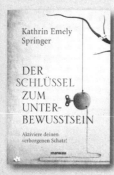

Kathrin Emely Springer
DER SCHLÜSSEL ZUM UNTERBEWUSSTSEIN
Aktiviere deinen verborgenen Schatz!

12,95 € (D) / 13,40 € (A)
ISBN 978-3-938396-41-4

„Die Diplom-Psychologin und Kinesiologin Kathrin Emely Springer (...) hat einen kurzweiligen Leitfaden verfasst, in dem sie die Lebensgesetze erklären und zeigen will, wie kraftvoll Gedanken sein können. (...) Die Tipps und Leitsätze sind leicht verständlich formuliert und zum Teil auch psychologisch fundiert und daher sehr gut nachvollziehbar."
Die Rheinpfalz / Beilage „Gesundheit & Wohlbefinden"

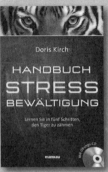

Doris Kirch
HANDBUCH STRESSBEWÄLTIGUNG
Lernen Sie in fünf Schritten, den Tiger zu zähmen
Mit Übungs-CD

19,95 € (D) / 20,60 € (A)
ISBN 978-3-938396-34-6

„Das Buch ist prall gefüllt mit Wissen und Erfahrung. Beispiele aus dem Alltag gehen hier Hand in Hand mit aktuellen Forschungsergebnissen und Veröffentlichungen. Doris Kirch stellt diese Inhalte jedoch so lebendig dar, dass sich das Buch trotz der hohen Informationsdichte sehr flüssig liest. (...) Sowohl für Einsteiger als auch für erfahrene Leser geeignet. (...) Das Wissen, das die Autorin an ihre Leser weitergibt, beruht auf 20 Jahren Erfahrung mit Stressbewältigung – eine Expertise, die man dem Buch anmerkt. Absolut empfehlenswert!" managerSeminare

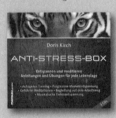

Doris Kirch
ANTI-STRESS-BOX
Entspannen und meditieren
Anleitungen und Übungen für jede Lebenslage

UVP 29,95 €
5 Audio-CDs, ca. 277 Min.
ISBN 978-3-938396-40-7

„Gut nachvollziehbare Anleitungen und die angenehme Stimme von Doris Kirch machen dem Stress schnell den Garaus."
Hannoversche Allgemeine Zeitung

„Auftanken, entspannen, zur Ruhe kommen, Sand unter den Füßen spüren ... Urlaubsgefühl. Das kann man jeden Tag genießen: mit den Meditationen von Doris Kirch (...) – locker bleiben kann gelernt werden." praxis+recht

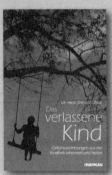

Dr. med. Daniel Dufour
DAS VERLASSENE KIND
Gefühlsverletzungen aus der Kindheit erkennen und heilen

14,95 € (D) / 15,40 € (A)
ISBN 978-3-86374-047-4

„Viele Leser werden sich in den zahlreichen anschaulichen Fallbeispielen Dufours wiederfinden und ihre eigene Lebensgeschichte mit anderen Augen betrachten." Newsag

„Es ist ein wichtiges Buch für Betroffene und Therapeuten, weil es wie kein zweites den betroffenen Menschen zum allein Verantwortlichen erklärt und nicht den allwissenden Therapeuten und die Diagnose in den Mittelpunkt stellt." Connection Special

---

Unsere Bücher erhalten Sie bei Ihrem Buchhändler!
Besuchen Sie auch unsere Internetseite mit Bestellmöglichkeit, Internetforum, Leseproben, Veranstaltungstipps und Newsletter: **www.mankau-verlag.de**